Wie dein Beckenboden dein ganzes Leben beeinflusst

Beckenbodentraining für Schwangerschaft, Rückbildung, Liebesleben und bei Inkontinenz

Atma Shakti

ISBN: 978-3-96735-003-6

Einleitung

Einige Bereiche unseres Körpers haben einen großen Einfluss auf unser Wohlbefinden, auf unsere Sexualität und auf unsere gesamte Körperhaltung. Dazu gehört insbesondere der Beckenboden, eine Muskelplatte, der wichtige Funktionen hat und dazu gezielt trainiert werden kann. Auch im Yoga und im spirituellen Bereich hat der Beckenboden eine zentrale Aufgabe und stellt als Teil des Wurzelchakras die direkte Verbindung zur Erde und Natur dar. Daher soll dieser Ratgeber ganzheitlich informieren und auch als Anregung dienen, sich tiefer mit diesem Thema auseinanderzusetzen.

Das Beckenbodentraining gehört zu den wichtigsten Workouts für Frauen und Männer, um Krankheiten vorzubeugen, bestimmte Lebensphasen zu vereinfachen, darunter Geburt und Schwangerschaft, Inkontinenz vorzubeugen und vor allen Dingen den Körper fit und gesund zu halten. Gerade in diesem Bereich des Körpers treten vermehrt Beschwerden auf, die durch ein Workout reduziert werden oder denen mit einem einfachen Beckenbodentraining ganz und gar vorgebeugt werden kann. Entscheidend ist dabei, das Training nicht erst zu beginnen, wenn bereits Probleme und Beschwerden auftreten. Leichte Übungen können täglich überall umgesetzt werden und eine sehr gute vorbeugende Wirkung haben.

Natürlich bleibt das Training immer auch ein entscheidender Teilbereich bei der Rehabilitation und begleitenden Behandlung, wenn Krankheiten, Störungen oder Dysfunktionen auftreten. Nach der Geburt ist die Beckenbodengymnastik wichtig für die Rückbildung der erschlafften und stark gedehnten und aufgelockerten Muskulatur. Dennoch fördert das Training die Kraft der gesamten Körpermitte und kann so auch ganz normal in den Alltag integriert werden oder schon dann begonnen werden, wenn alles im grünen Bereich ist. Allgemein steigert die Beckenbodengymnastik die gesamte Vitalität und kann als Muskel wie andere trainiert werden. Mit wenig Aufwand lassen sich täglich Übungen zusammenstellen, die nach und nach den Beckenboden stärken und straffen, für eine bessere Durchblutung sorgen, Probleme reduzieren und ein Absenken der Organe verhindern. Neben dem Einfluss auf die gesamte Lebensenergie des Körpers wird die Körperhaltung durch das Beckenbodentraining verbessert und die Lust auf Sex gefördert.

Index

1. Der Beckenboden und seine Funktion

Bevor es um die Möglichkeiten geht, den Beckenboden gezielt und effizient zu trainieren, ist es wichtig, über die Funktionen und den Aufbau des Beckens Bescheid zu wissen. Wo es sich befindet, weiß natürlich jeder. Es ist der Körperabschnitt, der sich unterhalb des Bauches und oberhalb der Beine befindet. Es besteht aus den beiden Hüftbeinen und aus dem Kreuzbein, die den Beckengürtel ergeben. Dieser ist ein stabiler Knochenring und trägt die Hauptlast des gesamten Körpergewichts. Gleichzeitig schützt er die Organe im Becken, darunter den Mastdarm, die Blase und die inneren Geschlechtsorgane. Die Form des Beckens ist bei Männern und Frauen verschieden und kann daher auch im Skelett klar zugeordnet werden.

Der Beckenboden ist dabei dann der Boden der Beckenhöhle. Er verschließt das Becken und besteht aus Sehnen, Fasern, Muskeln, Faszien und Bindegewebe, die dazu gedacht sind, die inneren Organe im Bauchraum zu stützen. Drei Gewebeschichten sind an dieser Stelle übereinander angeordnet und verlaufen als eine Art Schutz über Sitzhöcker, Scham- und Steißbein. Daher gehören die Muskeln im Beckenboden zu der Tiefen- und Stützmuskulatur, die nicht direkt ertastet oder trainiert werden kann, jedoch mit einigen Tricks gefühlt wird, um den Aufbau besser zu verstehen. Die Beckenbodenmuskulatur arbeitet mit der Atem-, Bauch- und Rückenmuskulatur zusammen und wird in die Muskelschichten „Diaphragma urogenitale“ und „Diaphragma pelvis“ eingeteilt. Um diese zu erreichen und aufzubauen, sind besondere

Maßnahmen notwendig, die in diesem Buch noch ausführlich vorgestellt werden sollen. Die Muskulatur ist entsprechend zweigeteilt und stellt die Lücke zwischen der Harnröhre, dem Mastdarm und, bei der Frau, der Vagina dar, während der After durch den inneren und äußeren Schließmuskel abgeschlossen und umrundet wird.

Während der Beckenboden im weiblichen Körper weniger stabil ist, haben Männer ein relativ kräftig gebautes Becken und daher auch seltener Beschwerden. Der weibliche Beckenboden besitzt eine zusätzliche Öffnung, die den Durchlass des Kindes bei einer Geburt ermöglicht und dabei stark belastet wird. Deshalb ist ein Training nicht nur nach der Geburt vorteilhaft, sondern schon vor und während der Schwangerschaft. Allgemein hat der Beckenboden drei wichtige Funktionen; er dient zum Anspannen, Entspannen und zum reflektorischen Gegenhalten, wenn z. B. schnell auftretende Belastungen der Fall sind. Das hat Einfluss auf das Urinieren, auf den Stuhlgang und den Geschlechtsverkehr bei Frauen und Männern.

In fast jeder Bewegung wird der Beckenboden mit einbezogen, ohne dass davon etwas zu spüren ist. Das macht auch gut deutlich, dass eine Schwäche der Muskulatur unangenehme Folgen hat und sich auf unser Wohlgefühl und die Gesundheit auswirkt. Gerade im sexuellen Bereich wirkt der Beckenboden unmittelbar auf die Sensibilität, Erregung, Libido und Potenz. Nachweislich kann die Stärkung des Beckenbodens beim Mann ein vorzeitiges Ejakulieren verhindern und die Standfestigkeit des Glieds erhöhen, während bei der Frau eine positive Wirkung auf den Orgasmus und die Sexlust erfolgt. Gerade mit zunehmendem Alter verändern sich der Körper und die Sexualität. Eine höhere Empfindlichkeit und die reflektorische Kontraktion, z. B. für die Verengung der Scheide, müssen daher ganz neu animiert werden.

Im Beckenboden wirken in erster Linie vier muskuläre Kräfte, die sich reflexartig entspannen und anspannen. Das erfolgt in der Gegenrichtung der suspensorischen Beckenbänder, wobei sich der Damm mitbewegt. Die hinteren und vorderen Bänder werden dabei zusammengezogen und schließen und öffnen in dieser Weise das Rektum und die Vagina. Das Anspannen sichert die Kontinenz bei Männern und Frauen, unterstützt in der Muskulatur die Schließmuskeln von Harnblase und Anus und den unteren Harnröhrenteil. Bei der Blase verschließt die Beckenbodenmuskulatur die Harnröhre, damit sich der Urin in der Blase sammeln kann, und entspannt beim Wasserlassen wieder, so dass der Urin hinausfließen kann. Beim Stuhlgang ist die Muskulatur ebenfalls zunächst angespannt und entspannt sich dann in gleicher Form. Bei einem Orgasmus erfolgt eine typische Wechselwirkung zwischen An- und Entspannung. All diese Vorgänge im Körper sind entsprechend abhängig von der Funktion der Beckenbodenmuskulatur.

Das reflexartige Gegenhalten als dritte Funktion erfolgt z. B. dann, wenn wir niesen oder husten, wenn wir springen, lachen oder schwerere Lasten anheben. Der Beckenboden verhindert bei diesen Vorgängen in erster Linie, dass ein unkontrollierter Urin- oder Stuhlverlust auftritt. Menschen, die bereits mit Blasenschwäche oder Inkontinenz zu kämpfen haben, wissen, wie schwierig es ist, rechtzeitig eine Toilette zu erreichen. Es ist daher entscheidend, dass die Muskulatur reflexartig reagiert oder bewusst angespannt werden kann, so dass ein unerwünschter Urin- oder Stuhlgangaustritt nicht aufkommt.

Die Lage des Beckenbodens ist allgemein etwas komplizierter und auch der Aufbau komplexer, so dass sich Menschen meistens erst dann über diesen Bereich bewusst werden, wenn erste Beschwerden oder auch ernsthafte Erkrankungen auftreten. Die Beckenbodenmuskulatur ist in der Regel fast immer leicht angespannt, was wiederum günstige Auswirkungen auf die Körperhaltung hat. Da der Beckenboden zwischen Schambein, Steißbein und Sitzhöcker eine flexible Verbindung darstellt, wirkt besonders die innere Muskelgewebeschicht auf den Bauch und auf die Wirbelsäule. Rücken und Bauch werden daher bei einem Training immer mit in Anspruch genommen und können auch gezielt außen vor gelassen werden, damit ausschließlich die Beckenbodenmuskulatur arbeitet.

Die Entspannung in speziellen Situationen geschieht, wie die Anspannung, unbewusst und reflexartig. Neben dem Wasserlassen und Stuhlgang wirkt die Entspannung beim Geschlechtsverkehr der Frau, um den Penis in die Scheide eindringen zu lassen, bei der Erektion des Penis, als Teilfunktion beim Orgasmus und immer bei der Geburt und Entbindung, um das Kind durchzulassen, wobei die gesamte Muskulatur bereits während der Schwangerschaft naturgegeben aufgelockert wird. Der Beckenboden des weiblichen Körpers ist anfälliger und breiter gebaut als der männliche. Auch die Muskelstränge sind weitgreifender und größer ausgebildet. Dabei gilt, je kräftiger der Beckenbodenmuskel ist, desto empfindlicher und elastischer ist er. Hier wird schon deutlich, wie stark und gezielt das Training wirken kann, wenn die Muskulatur zu schwach ist. Die Kräftigung kann sehr wirkungsvoll sein, besonders wenn täglich einige Übungen umgesetzt werden, die durchaus auch in ganz alltägliche Situationen eingebaut werden können. Dazu werden wir noch ausführlicher kommen.

2. Der Aufbau des Beckenbodens

Zunächst ist es jedoch wichtig, sich die Anatomie des Beckenbodens bewusst zu machen. Gerade bei einem Training kann dann auch bildlich nachvollzogen werden, was bei welcher Bewegung geschieht, wodurch es leichter ist, sich gezielt anzuspannen und wieder zu entspannen, ohne andere Bereiche mit einzubeziehen. Damit Frauen ihren Beckenboden spüren können, sind einfache Tricks hilfreich. So kann ein zusammengerolltes Handtuch auf einen Stuhl gelegt werden, während sich die Frau mittig auf die Rolle setzt und durch das Eigengewicht Druck auf die Unterlage ausübt. Beim Anspannen drückt die Rolle auf den Damm und der Beckenbodenmuskel wird gut spürbar. Genauso kann der Bereich mit dem Finger ertastet werden, wenn dieser in die Vagina geschoben wird und so besser den Schließmuskel spürt.

Im Grunde ist das menschliche Becken wie eine Art Schale geformt und verbindet dabei den Rumpf und die Beine, während in diesem Bereich die Geschlechts- und Ausscheidungsorgane sitzen. Die dicke Muskel- und Gewebeschicht stellt dabei durch den Beckenboden den muskulären Abschluss zum Rumpf und zum Oberkörper dar. Gleichzeitig ist der Beckenboden die Trennung zwischen den äußeren und inneren Geschlechtsorganen.

Um sich das etwas besser bewusst zu machen, kann auch ein medizinischer Blick auf den Bereich sinnvoll sein. Der Beckenboden besteht aus mehreren verschiedenen Ebenen, die durch die Muskel- und Gewebeschicht verbunden sind. Den inneren Teil bildet das „Diaphragma pelvis“ mit dem Afterhebemuskel, der „Musculus levator ani“ genannt wird.

Dieser setzt sich aus dem „Musculus puboccocygeus“, dem „Musculus puborectalis“ und dem „Musculus iliococcygeus“ zusammen und wird vom Mastdarm durchbrochen. Die Muskelschicht dient dem unteren Verschluss des Beckens und ermöglicht das Schließen und Heben des Anus.

Der zweite Strang des Beckenbodens heißt „Diaphragma urogenitales“ und besteht aus den Muskelabschnitten „Musculus transversus perinei profundus“, „Fascia diaphragmatis urogenitalis superior“, „Fascia diaphragmatis urogenitalis inferior“, „Musculus transversus perinei superficialis“ und „Musculus sphincter urethrae externus“. Letzterer ist der äußere Schließmuskel der Harnblase. Hierbei handelt es sich um eine dickere Platte aus Bindegewebe und Muskeln. Beim Mann liegen an dieser Stelle die Cowper-Drüsen, bei der Frau die Bartholini-Drüsen. Dazu wird das „Diaphragma urogenitale“ beim Mann von der Harnröhre durchbrochen, bei der Frau von der Scheide und Harnröhre.

Die dritte Ebene, die unterhalb der anderen liegt, ist eine Schicht aus Schließmuskeln und Schwellkörpern. Diese werden in „Musculus sphincter ani externus“, „Musculus bulbospongiosus“ und „Musculus ischiocavernosus“ unterteilt. Der Beckenboden ist die Begrenzung des Beckenkanals, wobei die Beckenbodenmuskulatur den größten Teil des Beckenbodens ausmacht und damit die Grundlage bildet. Da der vordere Anteil ein kompliziertes Geflecht aus Fasern und Muskelsträngen ist, kann er bei der Frau z. B. dann erschlaffen und sich stärker auflockern, wenn eine Geburt erfolgt ist. Ist die Muskulatur dann anfälliger und geschwächt, können Dammrisse und Dammschnitte auftreten. Ein regelmäßiges Beckenbodentraining kräftigt diesen Bereich wieder neu und kann eine Senkung der Organe ins kleine Becken verhindern. Auch dazu werden wir später noch Genaueres sagen.

Das Kreuzbein gehört sowohl zur Wirbelsäule als auch zum rückwärtig angelegten Becken. Dieses kann im Kreuzbein-Darmbein-Gelenk nur sehr geringe Bewegungen ermöglichen, darunter das Vorwärts- und das Rückwärtsneigen des Rumpfes. Während das Becken aus Kreuz- und Hüftbein besteht, teilt sich Letzteres dann in das Darmbein, das die tastbare Beckenschaufel bildet, das Sitzbein, das die Sitzbeinhöcker bildet, und das Schambein als vorderer Bereich des Hüftbeins, das ebenfalls gut ertastet werden kann. Verbunden werden Becken und Beine durch das Hüftgelenk. Durch Becken und Hüftgelenke wird das gesamte Körpergewicht gleichmäßig von der Wirbelsäule auf die Extremitäten verteilt. Die Beine sind dabei nur indirekt über den Beckenbereich mit der Wirbelsäule verbunden, dennoch bilden sie gemeinsam eine funktionelle Einheit. Wird das Becken gekippt oder aufgerichtet, spricht man von der Flexion und Extension des Beckens. Der Bereich dient durch die freie dreidimensionale Beweglichkeit seiner Anatomie als Bewegungszentrum bei vielen Sportarten, so beim Reiten, Tanzen oder Surfen. Daher kann ein Training mit anderen sportlichen Aktivitäten hervorragend kombiniert werden.

3. Problematiken mit der Beckenbodenmuskulatur

Durch seinen Aufbau sind der Beckenboden und die dort vorhandene Muskulatur anfällig für viele Beschwerden. Spätestens bei der ersten Schwangerschaft werden Frauen mit der höheren Belastung auf den Beckenboden konfrontiert und müssen nach der Geburt die Rückbildungsgymnastik mit einem Beckenbodentraining verbinden, um die Organe wieder in ihre Ausgangsposition zurückzuführen und die Muskulatur neu zu kräftigen, die sich durch den Durchlass des Kindes stark gedehnt und gelockert hat. Aber auch Männer und nicht schwangere Frauen können durch einen geschwächten Beckenboden Probleme bekommen, so z. B. in Form von Inkontinenz oder einer allgemeinen Überlastung. Sobald der Urin nicht mehr gewollt gehalten werden kann, ist die Lebensqualität bereits stark eingegrenzt. Störungen dieser Art können nicht nur im Alter auftreten, sondern sind teilweise nach Geburten oder Operationen Begleiterscheinungen.

Problematisch ist eine eigene Diagnose für Laien besonders darum, weil bestimmte Beschwerden nicht direkt mit dem Beckenboden in Verbindung gebracht werden. Das betrifft auch sexuelle Schwierigkeiten oder die Abnahme der eigenen Lust am Sex, womit vor allen Dingen Frauen zu kämpfen haben. Bei Männern kann es dazu kommen, dass die Durchblutung des Geschlechtsteils schlechter erfolgt und dadurch Potenz- oder Ejakulationsschwierigkeiten auftreten. Selbst Hämorrhoiden stehen in Zusammenhang mit einem geschwächten Beckenboden, da das im Enddarm sitzende Gewebepolster zu stark belastet ist und dadurch immer mehr verrutscht. Das kann auch durch häufige Verstopfungen der Fall sein und führt dann zu Schmerzen.

Eine geschwächte oder verkrampfte Beckenbodenmuskulatur ist an zahlreichen Symptomen zu erkennen, die jedoch meistens nur für Mediziner eine Diagnose möglich machen, weniger für Menschen, die sich nicht gut in der Anatomie auskennen. So können schon leichtere Rückenschmerzen oder ein erhöhtes Dranggefühl in der Blase Anzeichen für eine Beckenbodenschwäche sein. Die meisten Menschen nehmen ihren Beckenboden nicht richtig wahr und wissen nicht, dass es notwendig ist, ihn zu trainieren und häufiger anzuspannen. Das bringt mit sich, dass erst bei Beschwerden erkannt wird, dass der Beckenboden betroffen ist. Dann ist es zwar noch nicht zu spät, geeignete Maßnahmen zu ergreifen, besser bleibt jedoch die vorbeugende Wirkung durch ein einfaches Trainieren. Hauptursachen für Probleme in diesem Bereich sind meistens ein schlaffes oder schwaches Bindegewebe, chronische Belastungen durch Niesen und Husten oder hormonelle Veränderungen während der Schwangerschaft oder im Alter. Genauso kann zu schweres Heben oder Übergewicht zu Erkrankungen am Beckenboden führen. Die in drei Schichten geteilte Muskulatur ist anfällig und verändert ihre Elastizität besonders mit zunehmendem Alter. Häufig sind drei verschiedene Auswirkungen zu verzeichnen, einmal die Blasenschwäche, dann die Organsenkung und hypertone Verkrampfungen.

3.1 Blasenschwäche und Inkontinenz

Inkontinenz zeigt sich schon in kleineren Anzeichen, wenn der Körper eine mangelnde Fähigkeit entwickelt, den Blasen- oder auch den Darminhalt nicht mehr sicher halten zu können und die Entleerung unabsichtlich und unwillkürlich erfolgt. Inkontinenz kann dabei verschiedene Ursachen und Schweregrade haben. Häufig hat Inkontinenz einen direkten Bezug zum Beckenboden, weniger bei der Drang- als bei der

Belastungsinkontinenz. Letztere ist bedingt durch eine reine Beckenbodenschwäche, kann durch eine schlechte Körperhaltung, durch Übergewicht, durch Bewegungsarmut, durch ein ungünstiges Atemmuster oder durch das falsche Tragen und Heben von Dingen auftreten. Ebenso ist diese Form der Inkontinenz bedingt durch Geburten, Hormonveränderungen, eine Bindegewebsschwäche oder das falsche Pressen beim Urinieren und beim Stuhlgang.

Der Schweregrad kann dabei leicht oder stark sein, bei körperlicher Belastung auftreten oder auch als ungewollter Urin- oder Stuhlgangverlust, während der Körper sich nicht bewegt oder beansprucht wird. Einige Betroffene kämpfen mit einem tropfenweise stattfindenden Verlust, andere mit einem strahlähnlichen Verlust. Die Dranginkontinenz wiederum hat weniger mit der Beckenbodenmuskulatur zu tun, sondern ist eher ein Problem der Blase und der Signale zwischen Blase und Gehirn. Daher wird die Inkontinenz auch in diese beiden Diagnosen unterteilt, kann als Belastungsinkontinenz dann mittels einer Stärkung der Beckenbodenmuskulatur behandelt werden.

3.2 Organsenkung

Urinverlust kann aber auch dann auftreten, wenn sich die Beckenorgane gesenkt haben, wovon in der Regel meistens Frauen nach der Geburt betroffen sind, die einen wesentlich instabileren Beckenboden aufweisen als Männer. Im weiblichen Becken werden die Gebärmutter, das Rektum und die Blase durch den Beckenboden gestützt und gehalten. Eine längerfristige Druckerhöhung in der Bauchgegend, z. B. durch das Wachstum des Kindes, die Entbindung, aber auch durch zu langes Sitzen, durch Übergewicht oder das schwere Heben, bewirkt die Absenkung der Organe. Ähnlich schlechte Auswirkungen haben eine chronische Verstopfung oder chronischer Husten, wobei der Beckenboden permanent belastet wird. Ebenso kann die Senkung durch ein angeborenes schwaches Bindegewebe passieren.

Bei der Organsenkung knickt meistens die Harnröhre ab und der Beckenboden kann nicht mehr ausreichend angespannt werden. Für Frauen fühlt sich das häufig unangenehm an, als hätten sie einen Fremdkörper in der Vagina. Symptome sind auch ein ständiges Druckgefühl, Rückenschmerzen oder Schwierigkeiten beim Geschlechtsverkehr. Nach jeder Geburt muss daher eine Rückbildungsgymnastik angegangen werden, die gleichzeitig zahlreiche Beckenbodenübungen enthält. Allgemein sind Organsenkungen im Becken häufige Beschwerden, mit denen Frauen kämpfen, die bereits über 50 Jahre alt sind. Fast jede zehnte Frau muss bei einer Beckenbodensenkung operiert werden, wenn diese bereits zu ausgeprägt erfolgt ist. Genau passiert bei einer Senkung, dass sich Harnblase, Gebärmutter, Enddarm und Scheidenende in die Scheide hineinsenken. Es kann auch verschiedene Senkungsstufen geben. Die Senkung des Scheidenendes erfolgt oft, wenn die Gebärmutter entfernt wurde. Therapiemöglichkeiten gibt es mittels konservativer Optionen oder einer Operation. Ist der Schweregrad noch nicht zu ausgeprägt, wird zunächst eine Beckenboden- und Pressarttherapie mit einhergehender Hormonbehandlung angesetzt.

3.3 Hypertone Spannungszustände

Ein zu hoher Spannungszustand, der medizinisch „Hypertonus" genannt wird, kann im Beckenbodenbereich ebenfalls Beschwerden verursachen, wobei hier weder das Geschlecht noch das Alter eine Rolle spielen. Der Beckenboden wird in diesem Fall zu stark belastet, z. B. durch Stress, zu viel Sport oder Sex. Das führt zu verschiedenen Dysfunktionen, zu Schmerzen, Sexualproblemen und einer schwierigen Entleerung von Blase und Darm. Es ist daher wichtig, rechtzeitig vorbeugende Maßnahmen zu ergreifen und das Becken und die Beckenbodenmuskulatur ausreichend zu trainieren.

Die Muskulatur muss synchron arbeiten, dynamisch und aktiv sein, damit die Organe im Becken geöffnet oder geschlossen werden können. Die unwillkürliche und glatte Muskulatur arbeitet pausenlos, die quergestreiften Fasern dagegen benötigen häufiger Erholungsphasen, da es ansonsten zu einer Verspannung kommt. Diese bewirken einen Elastizitätsverlust und verursachen dann auch Schmerzen. Geschwächte Gewebe- und Muskelstrukturen, gerade im Beckenboden, werden vom Körper mit einer verstärkten Anspannung kompensiert. Daneben gibt es reflektorische Verspannungszustände, z. B. wenn jemand versucht, den Harndrang durch Anspannung verhindern zu wollen.

Hypertone Spannungszustände können über einen längeren Zeitraum von Betroffenen nicht bemerkt werden. Gleichzeitig sind sie die Grundlage für verschiedene Krankheiten. So kann ein hoher Tonus bei der Frau zu der Gewohnheit führen, dass sie versucht, die Blase oder den Darm mit einem hohen Bauchdruck zu entleeren. Das wiederum erhöht das Risiko einer Organsenkung.

4. Krankheiten und typische Beschwerden im Beckenbodenbereich

Wie bereits gezeigt, hat der Beckenboden viele Funktionen, darunter den Schutz vor Inkontinenz, die Entspannung beim Wasserlassen, beim Stuhlgang oder beim Geschlechtsverkehr und den Schutz vor einem ungewollt tröpfelnden Urinverlust, darunter beim Niesen oder Husten. Er erzeugt in seiner Muskulatur die Wechselwirkung aus Entspannung und Anspannung beim Orgasmus und trägt einen großen Teil des Körpergewichts mit. Der Beckenboden kann durch viele Ursachen und falsche Körperbewegungen geschwächt werden, auch durch ein zu hohes Gewicht oder durch typische Fehlhaltungen. Von den Symptomen und Beschwerden ausgehend, ist der Beckenboden auch für bestimmte Krankheiten anfällig.

Während einer Schwangerschaft und einer Geburt wird die Muskulatur in diesem Bereich immer geschwächt und muss wieder gekräftigt und stabilisiert werden. Auch die Einnahme bestimmter Medikamente oder die Belastung nach einer Operation auf das Becken haben eine Auswirkung auf die Muskelfasern. Sind Beschwerden zu erkennen, können diese, wenn sie nicht behandelt werden, schwerwiegendere Krankheiten verursachen. Das kann so weit führen, dass der Beckenboden nur noch durch einen operativen Eingriff behandelt werden kann.

Die nicht wahrgenommene Verspannung über einen längeren Zeitraum kann z. B. zu einem chronischen Beckenschmerzsyndrom oder Dyspareunie führen, sogar durch sexuelle Traumata, Dysstress oder

Angstzustände geprägt sein. Für den Mediziner ist die Diagnose schwierig, da der Verlauf und die Genese nicht immer verstanden oder systematisch erfasst werden können. Nicht nur Laien haben Schwierigkeiten, bestimmte Symptome auf den Beckenboden zurückzuführen. Auch für Ärzte ist das Finden der eigentlichen Ursache für Beschwerden sehr komplex und aufwendig, erfordert viel Fachwissen und Erfahrung.

Unter der Dyspareunie werden z. B. Schmerzen beim Geschlechtsverkehr verstanden, die oberflächlich sein können, aber auch tieferliegend und innerhalb des Beckens spürbar sind. Sie zeigen sich in einer krampfartigen, stechenden oder auch brennenden Form. Dabei sind die Beckenbodenmuskeln stark angespannt, wodurch der Schmerz noch verschlimmert wird. Solche Beschwerden können durch Emotionen, aber auch durch eine Beckenbodenschwäche bedingt sein. Nicht vergessen werden darf dabei immer, dass der Geist, die Gehirntätigkeit und unsere Gefühle einen starken Einfluss auf unseren Körper und unsere Vorstellung haben. Gerade beim Sex spielen viele Faktoren eine Rolle, die das Erlebnis günstig oder ungünstig beeinflussen können. Verbunden mit Schmerz oder Krämpfen macht Sex sicherlich wenig Spaß. Die Ursachen müssen daher genau geklärt werden, weshalb es zu den Beschwerden kommt.

Sowohl bei Männern als auch bei Frauen kann das Beckenschmerzsyndrom auftreten, das starke Schmerzen im Bereich des Beckens verursacht und nicht immer klar von Ärzten zugeordnet werden kann. Bei Männern gleichen die Beschwerden z. B. der Prostatitis. Verstanden werden darunter dauerhafte und ständig wiederkehrende Schmerzen, die die Lebensqualität stark einschränken.

Der Schmerz wird von Männern beispielsweise am Hoden, am Damm, an der Harnblase oder an der Prostata wahrgenommen. Auch allgemeine Krankheitssymptome können auftreten, so verschiedene Erschöpfungszustände oder eine gereizte Nervosität. Mit dem Beckenschmerz verbunden sind negative Auswirkungen auf die Psyche, das Wasserlassen, auf den Sex und das Wohlempfinden. Beckenschmerz kann auch krankheitsspezifischer auftreten, z. B. durch Infektionen oder Krebs. Von CBSS, die Abkürzung für das Beckenschmerzsyndrom, wird immer dann gesprochen, wenn die krankhaften Veränderungen nicht erkennbar sind.

Störungen im Beckenbodenbereich betreffen entsprechend immer die Blase, die Harnröhre, den Dünndarm, den Mastdarm, die Gebärmutter, die Scheide, die Prostata und Verletzungen des Bindegewebes, erweitern sich auch auf den Bauch, die Wirbelsäule und den Rücken. Geben die Muskeln und das Gewebe nach, z. B. wenn die Beckenbodenmuskulatur zu stark gedehnt oder sogar geschädigt wurde, sinken die Beckenorgane oder auch der Dünndarm ab. Bei damit verbundenen Krankheiten können die Organe bei Frauen sogar aus der Scheidenöffnung herausragen oder in der Vagina als Fremdkörper erspürt werden. Solche Störungen sind bedingt durch Geburten, Übergewicht oder Verletzungen, können bei einer Gebärmutterentfernung oder anderen operativen Eingriffen auftreten oder bei erhöhter Anstrengung und Belastung, wenn der Druck im Bauchraum zu stark ansteigt. Bei mehreren Entbindungen erhöht sich das Risiko für eine Beckenbodenstörung, weil bei jeder Geburt Nerven geschädigt werden und so eine Muskelschwäche auftritt, die dann behandelt werden muss. Meistens ist bereits die erste Schwangerschaft die problematischste, während weitere Geburten dann weniger Beschwerden verursachen. Häufig können Entbindungen erleichtert werden, wenn die Beckenbodenmuskulatur vorher stabilisiert und elastischer gemacht wird. Als Muskel reagiert der Beckenboden auf eine Überdehnung immer mit Verspannung, und gegen die können Maßnahmen ergriffen werden. Der Beckenboden kann aktiv bewegt werden. Wie im anatomischen Aufbau gezeigt, sind alle drei Ebenen trainierbar, nicht nur die eingelassenen Schließmuskeln. Durch Kontraktion der Muskeln können bei der Frau und beim Mann die Sitzbeine näher zusammengebracht werden. Die Anspannung und Entspannung wechselt in allen drei Bereichen schon bei der Atmung oder bei jedem Schritt.

Allgemein sind die meisten Beschwerden am Beckenboden mit Schmerzen, Dysfunktionen, Störungen oder Blasen- und Stuhlgangbeschwerden verbunden. Das liegt daran, dass zwischen dem Beckenboden und dem Unterbauch immer ein Synergismus besteht, so dass die Anspannung in dem einen Bereich auch die Anspannung im anderen bewirkt. Daher sind urogenitale Beschwerden dann mit einer Verspannung gekoppelt. Da der äußere Blasenschließmuskel mit dem Beckenboden gekoppelt ist, sind Blasenbeschwerden immer auch Beckenbodenbeschwerden.

Missempfindungen am Beckenboden treten ebenfalls häufig auf. Das kann quälend und für Betroffene schwer zu erklären sein. Oft treten Taubheitsgefühle, ein Kribbeln oder Brennen im Becken-, Hüft- und Magenbereich auf. Der Betroffene hat das Gefühl, als wäre sein Beckenboden eingeschlafen. Gleichzeitig erhöht sich mit diesen Beschwerden die Empfindlichkeit für alle äußeren Reize, darunter bei Berührung, Kälte, Hitze oder durch das Reiben der Kleidung auf dem Körper. Was zunächst wie neuropathische Beschwerden klingt, genauer die Annahme voraussetzt, es handelt sich um eingeklemmte oder geschädigte Nerven, kann oft auch einfach auf eine Beckenbodenschwäche zurückgeführt werden. Die höhere Reizbarkeit hängt mit verschiedenen Verspannungen im Beckenboden und im Unterhautbindegewebe zusammen. Dort liegen Rezeptoren an den Nervenpunkten, die direkt auf die Verspannung reagieren. Eine Behandlung konzentriert sich dann auf ein Faszien- und Beckenbodentraining.

Die starke Verspannung der Beckenbodenmuskulatur bei der Frau wird Vaginismus genannt und verhindert, dass ein normaler Geschlechtsverkehr möglich ist. Die Scheide verengt sich dabei so stark, dass ein Eindringen durch den männlichen Penis nicht oder nur schwer möglich ist. Auch ansonsten kommt es zu Schmerzen und Krämpfen während oder nach dem Sex. Der Vaginismus kann seine Ursache durch Verletzungen in diesem Bereich haben, z. B. durch Operationen, Unfälle oder durch eine Vergewaltigung. Auch psychische Auswirkungen beeinflussen die Beschwerden ungünstig. Die Behandlung erfolgt dann manuell am Beckenboden und von innen und außen über den Anus. Untersucht wird auch die Atemmuskulatur, die die Verspannung mit auslöst. Hier wird ein Körperbewusstseins- und Beckenbodentraining angesetzt.

Funktionelle Beckenboden- und Unterbauchbeschwerden sind die chronische Prostatitis, Unterbauchschmerzen, Verspannungen, muskuläre Probleme und das Urethralsyndrom. Bei Letzterem treten chronische Schmerzen im kleinen Becken oder im Bereich der Harnröhre auf, während eine Harnweginfektion nicht nachgewiesen werden kann. Daher ist eine andere Bezeichnung für das Urethralsyndrom auch eine Reizblase, so dass die Harnblase sich in einem Reizzustand befindet, ohne dass dafür eine Ursache vorhanden ist. Das muss nicht mit einer Blasenschwäche einhergehen, sondern kann auch einfach nur als Gefühl auftreten, was ebenso unangenehm ist. Diagnostiziert wird die Reizblase meistens als ein chronisches Beckenschmerzsyndrom. Auch diese Erkrankung tritt meistens bei Frauen auf und wird mit einem Beckenbodentraining und einer psychologischen Behandlung therapiert.

Oft stehen die Muskelverspannungen im Beckenbodenbereich mit seelischen und körperlichen Belastungen in Verbindung. Durch eine richtige Diagnose können solche Beschwerden gut körpertherapeutisch behandelt werden. Für eine Therapie spielt daher immer auch die Untrennbarkeit von Emotionen und Körper eine Rolle. Wahrnehmung, Gedanken, Gefühle und Bewegung stehen im engen Kontakt zueinander und bestimmen oder verändern den Gesamtzustand und das Wohlempfinden. Alle emotionalen Vorgänge steuern auch die körperlichen und umgekehrt. Wird die Sensorik und Motorik verändert, werden damit auch Denken und Fühlen sinnvoll beeinflusst.

5. Therapiemöglichkeiten

Störungen, Beschwerden und Krankheiten im Beckenbodenbereich können, wie gezeigt, sehr gut therapeutisch behandelt werden, indem zunächst die Ursachen geklärt werden und dann durch eine korrekte Diagnose Behandlungsmaßnahmen ergriffen werden. Die Untersuchung umfasst daher eine Prüfung der Umstände, der emotionalen und seelischen Verfassung, der Veränderungen und Symptome im Beckenboden und die darauf erfolgende Diagnose und Behandlung. Um überhaupt auf psychosomatische Vorgänge eingehen zu können, ist es wichtig, ein klares Verständnis von den Körpervorgängen zu haben. Alle Beschwerden können immer sowohl psychisch als auch physisch beeinflusst sein.

Bei einer hohen Belastung oder bei anderen negativen Reizen kommt es durch den Organismus immer zu Rückzugsreaktionen und Verspannungen. So wird bei vielen Sportlern häufiger eine funktionelle Überforderung diagnostiziert, während organische Schäden von typischen Beschwerden, z. B. nach einer Geburt, abgegrenzt werden müssen. Das Körperschema bei Angstzuständen sieht noch einmal anders aus als bei einem passiven Selbstschutz des Körpers. Viele emotionale Belastungen verursachen Stress und Verkrampfung.

Schon eine zu stark vornüber gebeugte Körperhaltung kann in engem Zusammenhang mit emotionalen Schwierigkeiten und funktionellen Beckenboden- und Unterbauchbeschwerden stehen. Das wiederum sorgt für weitere nachteilige Symptome, darunter chronische Müdigkeit, Herzstechen, Beklemmungsgefühle, Kopf- und Nackenschmerzen, Rückenschmerzen oder Darmbeschwerden. Selbst die Atmung kann betroffen sein, wenn es beim Hochziehen des Zwerchfells in falscher Haltung zu schmerzhaften Verkrampfungen kommt. Die therapeutischen Maßnahmen werden daher ganzheitlich angegangen, beziehen dabei Seele und Körper immer mit ein.

Als Grundtherapie ist dabei immer die Stärkung der Beckenbodenmuskulatur angestrebt, die dann in Form einer Gymnastik und eines konkret abgestimmten Trainings angesetzt werden. Das kann auch präventiv vorab erfolgen oder direkt nach der Ursachenklärung. Da es sich in diesem Bereich um einfache Muskeln handelt, können diese wieder gekräftigt und neu aufgebaut werden, was zwar nicht direkt, jedoch indirekt möglich ist. Im Rahmen einer Geburt dient das Beckenbodentraining als Rückbildungsgymnastik, um den stark gedehnten und belasteten Beckenboden wieder in seine Ursprungsform und die verschobene Gebärmutter in die natürliche Ausgangslage zurückzubringen. Als Präventionsmaßnahme ist das Beckenbodentraining eine gute Lösung, um weiteren Beschwerden vorzubeugen. Nach Operationen dient das Training als Rehabilitation und ist hier immer unverzichtbar, da es dazu auch sehr schonend erfolgt und so weniger Schmerz verursacht. Angewendet wird es als therapeutische Maßnahme auch bei Belastungsinkontinenz oder bei Störungen der Prostatafunktion.

Wird das Beckenbodentraining als Therapie angesetzt, kann es durch den behandelnden Arzt verordnet werden und wird in der Regel von der Krankenkasse in den Kosten übernommen. Gezielt soll hier die Körperspannung und Körperhaltung verbessert und auch das Selbstvertrauen gestärkt werden. Die Muskelschichten, die für das Anspannen und Entspannen und für die Grundspannung zuständig sind, können gezielt aufgebaut und erneuert werden. Das ist mit Krankengymnastik oder auch mit einem Beckenbodentrainer möglich. Die meisten greifen jedoch auf ein Heimtraining zurück, das täglich einige Minuten in Anspruch nimmt und für jeden leicht umsetzbar ist.

Positiv bleibt, dass die Stärkung des Beckenbodens ganz normal im Alltag integriert werden kann. Der Zeitaufwand ist daher besonders gering. Noch besser ist es natürlich, sich Zeit zu nehmen und die Übungen in Ruhe und in schöner Atmosphäre anzugehen. Oftmals ermöglichen sie das Abschalten, Entspannen und Wohlfühlen, haben gleichsam den Effekt der heilenden Wirkung und Kräftigung.

Als Physiotherapie sollen durch ein gezieltes Beckenbodentraining die Verspannungen gelöst und Verhärtungen beseitigt werden. Zusätzlich wird mit speziellen Atemtechniken gearbeitet, bei denen dann der Patient den Beckenboden bewegt und dieser in die Atemlenkung mit einbezogen wird. Damit kann die Schmerzspirale durchbrochen werden, wobei auch verschiedene Entspannungstechniken therapeutisch eingesetzt werden. Therapieerfolge werden hier meistens durch eine gute Zusammenarbeit zwischen Neurologen, Physio- und Psychotherapeuten, Internisten, Gynäkologen, Urologen, Radiologen und Masseuren und Fitnesstrainer erzielt.

Eine Physiotherapie, die das Ziel hat, die Beckenbodenmuskulatur wieder zu kräftigen, kann einen operativen Eingriff bei starken Schmerzen unnötig machen. Sie dient auf jeden Fall immer dazu, Beschwerden zu lindern oder, wenn dennoch ein operativer Eingriff notwendig war, diesen zu unterstützen und als Rehabilitation die Schmerzen zu reduzieren. Eingesetzt wird häufig die bekannte Kegel-Trainingsmethode nach dem Erfinder Dr. Arnold Kegel. Wichtig ist hier, dass nicht die falschen Muskeln trainiert werden und die Übungen korrekt ausgeführt werden.

Kegelübungen sind dazu gedacht, Inkontinenz zu verhindern und auch Orgasmus- oder Ejakulationsschwierigkeiten zu behandeln. Die Technik wurde von dem Urologen Arnold Kegel in Form von Kontraktionsübungen entwickelt, wobei nicht nur eine Verbesserung für das Halten des Harndrangs, sondern auch eine Steigerung der Empfindungsfähigkeit im Genitalbereich festgestellt werden konnte. Die Übungen können gut bei Yoga oder bei Pilates eingebaut werden. Wichtig ist dabei nur, sich vorab bewusst zu machen, welche Muskeln angeregt werden sollen. Frauen und Männer, die Kontraktionsübungen anwenden, sollen ihren Beckenboden spüren lernen. Die Straffung und Stärkung kann mit anderen Bewegungsabläufen verbunden werden.

Korrekt werden Beckenbodenübungen in der bewussten Kombination aus einer gezielten Anspannung und durch das Anheben des Beckenbodens oder der Muskulatur ausgeführt. Dabei unterstützen auch Atemtechniken das Training, während sich die Beckenbodenmuskulatur zusammenzieht und wieder entspannt. Das Halten in der angespannten Lage dauert nur einige Sekunden, während die Muskeln danach gleich wieder gelockert werden.

Das therapeutische Training findet meistens im Liegen statt, so dass der gesamte Körper dabei entspannt bleibt. Trotzdem sind alle Bewegungen und Haltungen sinnvoll, so auch das Stehen, Sitzen, Gehen oder das simple Treppensteigen. Bei Männern, z. B. nach einer Prostataoperation oder bei Dranginkontinenz, wird die Beckenbodenmuskulatur so trainiert, dass der Schließmuskel am After angespannt und entspannt wird. Das kann durch das imaginär vorgestellte Zurückhalten des Stuhlgangs erfolgen. Die Möglichkeit, die Muskulatur dabei unterscheiden zu lernen, hilft, um das Beckenboden besser und gezielt zu aktivieren. Es ist wichtig, die rechte Gesäßhälfte unabhängig von der linken anspannen zu können, ebenso den Schließmuskel am After separat. Der Aufbau der Muskulatur ist hier sehr komplex und verflochten. Die gezielte Anspannung und Entspannung erhöht die schnellere Wirkung.

Als therapeutische Maßnahme gibt es die Beckenbodenrehabilitation. Hier wird mit einem Bio-Feedback gearbeitet. Der Physiotherapeut nutzt dafür die virtuelle Darstellung auf einem Bildschirm, während bei der zu behandelnden Frau eine Sonde in die Vagina eingeführt wird. Auf dem Bildschirm wird anhand einer Kurve genau dargestellt, wie die Spannung der Beckenbodenmuskulatur stattfindet. Das ermöglicht eine bessere Wahrnehmung, wann sich die Spannung jeweils verändert oder überhaupt erzeugt wird, die dann auch beim Beckenbodentraining zu Hause besser verstanden wird.

6. Vorbeugung und Prävention

Einer Beckenbodenschwäche und den damit häufig verbundenen Beschwerden kann sinnvoll vorgebeugt werden. Das beginnt bereits, indem sich bewusst gemacht wird, wie wichtig der Beckenboden ist und dass er dabei auch die Körperhaltung und Stabilität mitbestimmt.

Um eine Schwäche zu vermeiden, genügt es meistens schon, jede Bewegung bewusster und schonender auszuführen. Das beginnt mit dem richtigen Aufstehen aus dem Bett und endet mit dem richtigen Anheben und Tragen von schwereren Gegenständen.

Es hilft bereits, wenn ein zu langes Stehen vermieden oder wenn beim Niesen und Husten eine bessere Haltung eingenommen wird, um die Belastung auf den Beckenboden abzuschwächen. Auch langes Sitzen ist ungünstig für die Wirbelsäule und das Becken. Wichtig ist, bei allen Vorgängen den Beckenboden leicht anzuspannen und immer eine aufrechte Position einzunehmen. Beim Husten kann z. B. über die Schulter hinweg nach hinten gehustet werden, was eine gute Entlastung bewirkt. Das Aufstehen erfolgt als ein Abrollen zur Seite und nicht durch das direkte Aufrichten des Oberkörpers.

Wichtig und vorbeugend ist immer das ausreichende Trinken von Wasser, damit sich die Blase füllt und der Beckenboden arbeiten kann, indem er sich anspannt und entspannt. Es ist dabei ratsam, nicht bei dem kleinsten Anzeichen des Harndrangs sofort auf die Toilette zu gehen, sondern zu warten, bis sich die Blase gefüllt hat. Das Halten des

Urins unterstützt die Bauchmuskeln und den Beckenboden. Gleiches gilt natürlich auch für den Stuhlgang. Scheide, Penis und After können gut und jederzeit trainiert werden. Dazu sollte auch immer versucht werden, sich allgemein fit zu halten und Übergewicht zu vermeiden, da dieses eine sehr ungünstige Auswirkung auf die Beckenbodenmuskulatur hat. Kombiniert mit einer ausgewogenen und gesunden Ernährung ist die regelmäßige Bewegung nicht nur für den Körper gut, sondern fördert auch das Wohlbefinden, das Selbstvertrauen, das Körperbewusstsein und die innere Zufriedenheit.

Als vorbeugende Maßnahme empfehlen viele Mediziner das Beckenbodentraining nach Dr. Arnold Kegel. Die Übungen sind so konzipiert, dass sie die Muskulatur am Beckenboden stärken. Kegelübungen wirken auch dann, wenn die Beckenbodenmuskeln bereits erschlafft sind. Eine regelmäßige Umsetzung beruhigt eine sensible Blase und verbessert das Sexleben. Dennoch ist das Kegel- und Beckenbodentraining nicht so einfach, wie man annehmen möchte, und erfordert eine gute Vorbereitung.

Es ist schwierig, einen Muskel zu trainieren, der nicht sichtbar ist und der, wenn keine Beschwerden auftreten, auch oftmals gar nicht gespürt wird. Kleine Hilfen sind bereits, wenn visualisiert wird, dass die Muskulatur überhaupt arbeitet. Sehr gut ist der Versuch, auf der Toilette den Urinfluss häufiger zu unterbrechen und die Muskulatur dann wieder zu entspannen. Genau dieser Vorgang wird durch die Beckenbodenmuskulatur eingeleitet.

Verantwortlich für die Anspannung des Schließmuskels ist der PC-Muskel. Natürlich ist das noch kein eigentliches Training, sondern dient nur dazu, sich überhaupt der Funktion des Beckenbodens und seiner Muskulatur bewusst zu werden. Das Training selbst stellen wir dann ausführlich in den nächsten Kapiteln vor. Es geht um das innere Spüren der Muskulatur, wobei es wichtig ist, nicht zu verkrampfen oder andere Muskelpartien gleichzeitig mitanzuspannen, z. B. den Bauch.

Neben dem Beckenbodentraining gibt es viele Sportarten, die diesen Körperbereich ebenfalls stärken. Dazu gehören neben Yoga und Pilates auch das Schwimmen, das Radfahren, das Wandern, das Tanzen, das Reiten und Skifahren. Selbst das Surfen oder Inline-Skaten ist hervorragend dazu geeignet, die Beckenbodenmuskulatur elastisch und stabil zu erhalten und dieses als Bewegungszentrum zu nutzen. Ein Training ist hierbei ebenso wichtig wie der Ausdauer- oder Kraftsport für die körperliche Fitness. Die gezielte Beckenbodengymnastik ist in dieser Form keine Belastung für den Körper, sondern wirkt grundsätzlich aufbauend und präventiv gesundheitsfördernd.

In Verbindung mit Yoga hat das Beckenbodentraining eine weitreichende und ganzheitliche Wirkung. Auch Yoga ist eine Sportart, die dabei die meditative und spirituelle Ebene verbindet. Dennoch gibt es für die moderne Anwendung viele Yogarichtungen, die auf die reine Körperfitness ausgerichtet sind. In Verbindung mit der Stärkung der Körpermitte und des Beckenbodens ist Yoga dazu gedacht, in entspannter Form die innere Gelassenheit und Balance zu fördern. Die Körpermitte ist ein wichtiger Energiepunkt und bildet dabei die Basis für das Selbstvertrauen und die Körperstabilität. Die fließenden Bewegungen und das korrekte Einnehmen bestimmter Positionen harmonieren mit der An- und Entspannung der Beckenbodenmuskulatur. Verbunden wird Yoga dann immer mit einer speziellen Atemtechnik, die eine bewusstere Wahrnehmung möglich macht.

Diese ist auch für das Beckenbodentraining entscheidend und wird schon von dem Erfinder Arnold Kegel hervorgehoben. Die indirekte Einwirkung auf die Muskulatur ist nur möglich, wenn der Vorgang geistig und emotional erfasst wird. Dazu dienen bestimmte Vorstellungen, die ein besseres Verständnis möglich machen. Auch Ärzte und Physiotherapeuten empfehlen die visuelle Unterstützung, z. B. um Press- oder Aufzugsübungen besser umsetzen zu können. Der Beckenboden kann dabei sofort aktiviert oder stufenweise angespannt werden. Soll die

Übung stufenweise erfolgen, kann die Vorstellung helfen, in Gedanken mit einem inneren Aufzug vom Beckenboden hinauf in den Magen zu fahren, so dass die Anspannung von Etage zu Etage kräftiger erfolgt. Ist das obere Stockwerk erreicht, entspannt sich die Muskulatur wieder. Hilfen sind auch Gewichte, Liebeskugeln oder Vaginalkonen, womit eine ausdauernde Haltemuskulatur trainiert wird. Selbst die tiefe Atmung unterstützt das Training enorm und aktiviert die Beckenbodenmuskeln mit.

7. Das Beckenbodentraining – Sinn und Zweck

So interessant der Beckenboden und das Becken aufgebaut sind, so vielseitig sind auch die Funktionen und Trainingsmethoden, um eine gezielte Kräftigung zu bewirken. Der menschliche Beckenboden wird immer geschwächt, wenn er starken Belastungen ausgesetzt ist. Das ist nicht nur durch falsches Heben, eine Geburt oder durch Übergewicht der Fall, sondern auch durch zu langes Sitzen oder Stehen, durch Fehlhaltungen oder durch einfaches Husten und Niesen. Die Auswirkungen zeigen sich erst mit der Zeit und werden besonders mit zunehmendem Alter deutlicher spürbar.

Alle Muskeln werden in einem Workout immer so trainiert, dass ein Reiz auf sie ausgeübt wird. Das ist nicht nur beim Krafttraining der Fall, sondern bei allen Trainingsarten. Im Bereich des Beckenbodens wird die Muskulatur vor allen Dingen durch Anspannung und Entspannung angeregt, während sie in den Erholungsphasen wächst und gekräftigt wird.

Da es sich beim Beckenbodentraining um Übungen handelt, die einfach sind und dabei auch die innere Ruhe fördern, können sie hervorragend in den normalen Alltag integriert werden. Dabei haben die Übungen immer auch einen positiven Nebeneffekt auf andere Muskelbereiche. Oft werden beim Beckenbodentraining auch Beine, Gesäß, Bauch und Rücken mit trainiert oder durchdacht ausgelassen. Das wiederum stabilisiert den Körper und beugt Schmerzen oder Verspannungen vor.

Da der Beckenboden aus zwei verschiedenen Muskelfasern besteht, arbeitet er auch auf unterschiedliche Weise. Es gibt lange und kurze Muskelstränge, die verschiedene Aufgaben haben. Die langen Fasern können nur relativ schwach angespannt werden, sind dafür jedoch sehr ausdauernd im Spannungszustand. Sie wirken u. a., wenn der Harndrang erfolgt, jedoch keine Toilette in der Nähe ist. Wir halten dann den Urin, so lange es uns möglich ist, und atmen auf, wenn die Toilette gefunden ist und die Blase entleert werden kann. Die Erleichterung wirkt mit der gleichzeitigen Entspannung zusammen.

Die kurzen Muskelfasern ziehen sich eher reflexartig zusammen, da sie immer nur dann reagieren, wenn ein stärkerer Druck auf sie ausgeübt wird. Das ist beim Husten oder Niesen der Fall, sogar dann, wenn wir stark erschrecken oder etwas anheben. Diese kurzen Fasern können sehr gut trainiert werden, da sie ansonsten im geschwächten Zustand die Problematik hervorrufen, dass beim Husten ungewollt Urintropfen austreten oder die berühmte Bremsspur in der Unterhose landet. Auch die langen Muskelfasern werden mit trainiert, wenn einfache Übungen durchgeführt und verschiedene Positionen eingenommen werden. Das Beckenbodentraining unterstützt die Kräftigung der Muskulatur, kann daher im Sitzen, im Liegen, im Stehen oder Gehen durchgeführt werden.

Das Beckenbodentraining wirkt vorbeugend, aber gerade auch dann, wenn bereits eine Schwäche der Körpermitte diagnostiziert worden ist. Mit einer geschwächten oder erschlafften Muskulatur können Blasenschwäche, Belastungsinkontinenz, der Verlust des Sexualempfindens, Potenzprobleme und Rückenschmerzen auftreten. Besonders Frauen kämpfen mit Beschwerden, darunter während der Schwangerschaft, während und nach einer Geburt oder bei einer angeborenen Bindegewebsschwäche. Das Beckenbodentraining wirkt sich hervorragend auf alle Bereiche aus und verbessert dazu auch die Körperhaltung. Ein ganzheitliches Workout kann jeden Tag zu Hause umgesetzt werden, wobei dann gezielt die Beckenbodenmuskulatur und die Hilfs- und Nebenmuskeln angesprochen werden, die einen direkten Einfluss auf diesen Körperbereich haben.

7.1 Die Synergie zwischen Atmung und Training

Wichtig für jedes Beckenbodentraining ist die richtige Atmung bei allen Übungen. Dabei gibt es verschiedene Techniken und Methoden, während es hauptsächlich darauf ankommt, langsam, gleichmäßig und achtsam zu atmen, wie es auch beim Yoga oder bei der Meditation nötig ist. Hervorragend und intensiv ist die Bauchatmung, die das Training günstig begleitet und unterstützt. Während des Ausatmens ziehen sich die Bauch- und Beckenmuskeln zusammen, damit die Luft aus dem Körper entweichen kann. Beim Einatmen fließt die Luft wieder hinein, während Becken und Bauch entspannen. Um den Vorgang spürbar zu erfassen, kann eine Hand auf den Bauch gelegt werden, was allgemein während den Übungen eine wohltuende und entspannende Wirkung hat.

Die Atmung unterscheidet sich bei Menschen stark in den verschiedenen Emotionen. Wut, Angst oder Stress sorgen für eine schnelle und flache Atmung und für eine damit verbundene stärkere Körperanspannung. Die Atmung erfolgt kurz und hastig und geht damit nicht bis in den Bauchbereich hinunter. Achtsam atmen dagegen heißt, den Atem bewusst zu lenken und damit auch Emotionen zu besänftigen. Der Körper entspannt sich und die Hormonausschüttung erfolgt in positiver Weise, was wiederum zu einer tieferen Beruhigung führt. Ähnlich atmen wir, wenn wir uns zufrieden und entspannt fühlen. Beim Beckenbodentraining ist dieser entspannte Zustand existentiell für den Erfolg und die Wirkung. Vielen hilft es, beim Training und Atmen langsam bis Hundert zu zählen, genauso wie man beim Einschlafen Schafe zählt.

Die Bauchatmung beim Beckenbodentraining sorgt dafür, dass die Lunge bis hinunter zu den Rippen mit Luft gefüllt wird. Die Muskulatur zieht sich zusammen, das Zwerchfell wird flach und erschafft so mehr Volumen und Raum für die Lunge. Beim Ausatmen wiederum entspannen sich die Bereiche und das Zwerchfell vergrößert sich erneut. Die Luft kann so ungehindert hinausfließen.

Während sich das Zwerchfell zusammenzieht und verflacht, entspannen sich die Muskeln im Bauch und im Beckenboden. Entspannung ist in diesem Fall immer gleichbedeutend mit dem Vorgang einer Dehnung. Es wird im Körper genügend Raum geschaffen, wobei die inneren Organe für die Dehnung Platz machen. Der Bauch bläht sich und die Muskeln werden beansprucht. Bei der Ausatmung zieht sich die Muskulatur dann wieder zusammen. Die Bauchatmung ist entsprechend eine gute Massage für die Muskeln und unterstützt das Beckenbodentraining in günstiger Weise. Die Beckenbodenmuskulatur zieht sich dabei leicht zusammen und die Muskeln werden aufgelockert.

Die richtige Atmung wirkt bei vielen Trainingsmethoden unterstützend und fördert gleichzeitig die innere Ruhe. Bei der flachen Atmung dagegen dehnt sich das Zwerchfell kaum und der Körper ist wesentlich angespannter. Das erhöht den Stress und ist eine Belastung für das Nervensystem. Geübt werden kann die Bauchatmung, indem so stark ausgeatmet wird, bis keine Luft mehr übrig ist. Das ist der Zustand, in dem das Zwerchfell komplett entspannt ist. Das Einatmen findet dann von alleine statt und kann langsam und tief erfolgen, bis die Lunge ganz ausgefüllt ist.

Beim Yoga ist die Atmung ein wichtiger Bestandteil für die Meditation und Körperhaltung. Die Atemtechnik kann dabei erlernt werden, wobei es verschiedene gibt, die auch jeweils eine andere Wirkung erzielen. Vor allen Dingen sollen Atemtechniken Energieblockaden lösen. Das tiefe Hinunteratmen bis in den Beckenbodenbereich gehört zum Training und kann ebenfalls mit der Hand an der Vagina erspürt werden, die dabei leicht nach unten wandert und beim Ausatmen wieder hinauf. Die Bewegung fördert die bessere Durchblutung.

7.2 Die körperliche Wirkung des Beckenbodentrainings

Das Beckenbodentraining umfasst die gesamte Muskelstärkung im oberen, mittleren und unteren Bereich und kann auch jede Dimension einzeln ansprechen. Die obere und innere Schicht verläuft zwischen Steiß- und Schambein und trägt die Last der umliegenden Organe. Dazu bestimmt sie die aufrechte Haltung des Körpers. Diese kann beim Beckenbodentraining gezielt trainiert werden, wobei die Aktivierung nach oben und nach innen erfolgt.

Der mittlere Muskelbereich ist quer zur oberen Schicht angelegt und sitzt zwischen den Sitzbeinhöckern. Dort stützt sie die Blase und im weiblichen Körper die Gebärmutter. Die Aktivierung des Beckenbodens erfolgt hier immer nach innen. Der Druckausgleich geschieht in der mittleren Muskelschicht, wenn eine körperliche Belastung erfolgt.

Die untere und äußere Muskulatur umfasst ebenfalls den Bereich von Steiß- und Schambein und hat die Form einer Acht. Sie umrundet den After, den Scheidenausgang und die Harnröhre. Aktiviert wird sie beim Training durch An- und Entspannung und durch das leichte Anspannen der Schließmuskeln.

Beim Beckenbodentraining, wie bei allen Trainingsmethoden, ist der Ablauf klar definiert und startet mit leichteren Einführungsübungen. Diese sind dazu gedacht, den Körper vorzubereiten, aufzuwärmen und gleichzeitig zu entspannen. Von Übung zu Übung wird mehr Druck und Spannung aufgebaut. Kombiniert werden die Abläufe mit ruhigen Phasen des Innehaltens. Ebenso hilft der Wechsel der Positionen, die Muskulatur neu zu reizen.

Nötig sind dabei nicht viele Abläufe, sondern die konzentrierte und langsame Umsetzung ausgewählter Übungen, die dann in einer individuell bestimmten Reihenfolge ausgeführt werden. Eine Verbesserung wird zwar nicht sofort sichtbar, das regelmäßige Training hat jedoch eine positive Auswirkung, die sich dann nach wenigen Wochen deutlicher zeigt.

Das Beckenbodentraining nimmt nicht viel Zeit in Anspruch und kann sehr gut mit anderen Sportarten verbunden werden, die auf Ruhe und Konzentration setzen oder die das Becken als Bewegungszentrum nutzen. Die körperschonenden Übungen sind für jeden Menschen jeden Alters geeignet und helfen, einer Schwäche und anderen Beschwerden vorzubeugen oder den Körper allgemein zu kräftigen und zu stabilisieren. Ist die Muskulatur gesund, ist sie weniger anfällig für Verletzungen und erleichtert allgemeine Vorgänge wie das Urinlassen oder den Stuhlgang.

7.3 Die Intensivierung des Lustempfindens durch das Beckenbodentraining

Die für viele interessanteste positive Wirkung hat das Beckenbodentraining auf das Sexleben. Das betrifft Frauen und Männer gleichermaßen, denn Sex befreit, fördert die innere Ausgeglichenheit und die Kompensation von Stress. Dazu bereitet Sex Freude und fördert das Miteinander. Ein unerfülltes Sexleben dagegen bewirkt Unzufriedenheit und erhöht den körperlichen Stress, der wiederum krank machen kann.

Ein gestresster Körper, selbst wenn es unbewusst der Fall ist, befindet sich in einem permanenten Ausnahmezustand, so dass der Organismus alle seelischen und körperlichen Reserven mobilisiert, um dem entgegenzuwirken, was dann dazu führt, dass der Blutdruck steigt und ein erhöhter Ausstoß an Stresshormonen wie Adrenalin und Noradrenalin erfolgt. Das kann starke Belastungszustände hervorrufen, die einen direkten Einfluss auf die körperliche Gesundheit haben. Genauso kann ein erschlafftes Sexleben träge machen. Das bewirkt häufig eine Gewichtszunahme und einen getrübten Blick auf das Leben, das immer sinnlos und unerfüllt erscheint.

Während Frauen häufig mit einem Verlust des Lustempfindens kämpfen oder beim Sex zu verspannt sind bzw. sogar Schmerz empfinden, gibt es beim Mann dann eher Potenzprobleme und Ejakulationsschwierigkeiten, was ebenfalls zum Lustkiller werden kann. Sowohl beim Mann als auch bei der Frau sorgt ein geschwächter Beckenboden für einen weniger ausgeprägten Orgasmus oder eine geringe Steuerungsmöglichkeit des Höhepunkts.

Das Beckenbodentraining kann helfen, die Lust wieder zu steigern, das Bindegewebe und die Muskulatur elastischer zu machen, Sensibilitätsstörungen zu reduzieren, die Libido zu stärken und das Stehverhalten des männlichen Glieds zu verbessern. Regelmäßig angewendet fördert das Training einen intensiveren Orgasmus, da der Bereich in der Empfindlichkeit gesteigert werden kann.

Ein häufiges Problem sind Beckenbodenschmerzen nach dem Sex. Wenn der Orgasmus abgeklungen ist, treten auf einmal stechende und ziehende Schmerzen auf, die das vorangegangene schöne Erlebnis zunichtemachen. Eine Ursache dafür kann die Verlagerung der Muskelschichten durch die Kontraktion des Beckenbodens sein, was ein Hinweis darauf ist, dass die Muskulatur erschlafft ist. Bei Frauen wiederum kann ein schwacher Beckenboden das Gefühl hervorrufen, nach unten hin offen zu sein. Dann fehlt es den Beckenbodenmuskeln an Spannkraft, so dass die Konvulsionen durch den Orgasmus ein schnelles, stabil zurückkehrendes Gefühl in die normale Ausgangsposition der Scheide verhindern. Ähnlich sind Schmerzen durch Verkrampfungen, die das Eindringen des männlichen Glieds nur schwer ermöglichen oder die direkt als Muskelkrampf nach dem Höhepunkt einsetzen. Die Kontraktion löst dann ein Spasmus der Muskulatur aus, der in der Scheide oder im gesamten Beckenbodenbereich erfolgen kann.

Es ist wichtig, sich mit der Thematik ausführlich auseinanderzusetzen und zur Not auch einen Arzt aufzusuchen. Sex bleibt ein wichtiger

Bestandteil im Leben und sollte vor allen Dingen Spaß machen. Das Beckenbodentraining hat eine entspannende Auswirkung auf solche Beschwerden und trägt entscheidend zur Verbesserung des Sexlebens bei. Der Lustmuskel kann von Frauen dadurch bewusst erfasst werden, indem sie die Hand auf den Eingang der Scheide legen oder einen Finger einführen. Beim Mann genügt das Greifen des Hodensacks oder das Fingerauflegen auf den Damm und ein kräftiges Husten. Beide verspüren die Spannung, die bei diesen Vorgängen auftritt und die immer von der Beckenbodenmuskulatur ausgeht. Ist diese merklich erfasst, kann das Training beginnen. Für Frauen gibt es dazu auch Hilfsmittel, z. B. Liebeskugeln oder Vaginalkonen, die in die Scheide eingeführt werden und den An- und Entspannungsvorgang unterstützen.

Das Schöne am Beckenbodentraining ist, dass es zur Verbesserung des Lustempfindens auch gut mit dem Partner umgesetzt werden kann. Das ist direkt beim Sex möglich, wobei es darum geht, bestimmte Stellungen einzunehmen und zwischen Anspannung und Entspannung zu wechseln. Der Mann kann dabei auf dem Rücken liegen, die Frau rittlings auf ihm sitzen und den Penis in sich einführen. Das Stoppen der Bewegung und kurze Verharren in der Position ermöglicht, dass das Becken leicht nach vorne kippt und die Muskulatur so arbeitet und aktiviert wird. Danach wird erneut entspannt und im nächsten Bewegungsvorgang wieder innegehalten.

Das damit verbundene Wechselspiel kann sehr fließend mit minimalen Bewegungen erfolgen und regt dabei die Sexlust und Sensibilität weiter an. Der Orgasmus wird länger und intensiver für beide Partner. Diese Form des Trainings ist z. B. auch Teil im Yoga oder bei der Tantra-Massage. Sex mit einer bewussten Wahrnehmung des Körpers zu verbinden, wie es Tantra ermöglicht, steigert die Lust und verbessert dabei auch die Sexbewegungen.

Tantra ist dabei nicht nur eine indische Sexpraxis, sondern soll spirituell das Bewusstsein erweitern, wobei das männliche und weibliche Prinzip im Vordergrund stehen und zusammengeführt werden sollen. Daher ist die Sexualität für die Tantra-Lehre entscheidend in der emotionalen und körperlichen Verbindung zwischen zwei Menschen. Noch besser wird Sex immer, wenn Liebe mit im Spiel ist.

Bei der Tantra-Massage, die sehr gut mit einem Beckenbodentraining verbunden werden kann, geht es nicht nur um die Penetration der Scheide durch den Penis, sondern um die Berührung und das einleitende Vorspiel. Die sexuelle Energie wird entsprechend Schritt für Schritt aufgebaut. Hier dienen auch meditative Achtsamkeitsübungen und eine ausgiebige Massage der Bewusstseinserweiterung und gegenseitigen Annäherung. Beide Methoden lassen sich verbinden. Wichtig ist nur, dass genügend Zeit vorhanden und die Atmosphäre allgemein entspannt ist. Die Massage ist dabei eine hervorragende Vorbereitung auf den Sex, der dann wiederum mit dem Beckenbodentraining zusätzlich intensiviert wird. Hier geht es natürlich auch darum, den Orgasmus länger hinauszuzögern. Die Vereinigung und der Höhepunkt bilden den Abschluss im Tantra-Sex. Der Orgasmus kann dabei auch multipel erfolgen.

7.4 Die emotionale Verbindung zwischen Beckenboden und Körperenergie

Um diese Praktiken und die mögliche Nutzung der geistigen, körperlichen und spirituellen Energien besser zu verstehen, ist ein Blick auf die esoterischen Lehren und den tantrischen Hinduismus und Yoga hilfreich. Die Körpermitte bildet im Ayurveda und im Yoga ein wichtiges Zentrum, so dass gerade in der östlichen Tradition dem Beckenboden eine besondere Bedeutung zufällt. Hier stellt es einen entscheidenden Energiepunkt im gesamten Körper dar und kann entsprechend beeinflusst werden. Das ist nicht nur durch Training, sondern auch durch Meditation möglich.

Der Körper wird als ein feinstofflicher Astralleib gesehen, der als Gefäß für die Seele dient. Ausgegangen wird davon, dass im Körper eine Lebensenergie fließt, die Geist und Körper gesund und im Gleichgewicht hält. In der traditionellen chinesischen Medizin wird diese als „Qi“ bezeichnet. Sie durchströmt den Körper und ist die Quelle allen Lebens. Das geschieht auf einer feinstofflichen Ebene und über Energieleitbahnen, die Meridiane genannt werden.

Der Körper wiederum wird in einzelne Bereiche und Chakren aufgeteilt, die durch die Meridiane verbunden sind. Wird ein bestimmter Körperbereich, z. B. durch Akupunktur oder Akupressur, behandelt und positiv beeinflusst, hat das eine Wirkung auf die mit dem Bereich verbundenen Organe und auf das Wohlempfinden. So können Krankheiten und Beschwerden beseitigt und Blockaden, ob körperlicher oder emotionaler Art, aufgelöst werden. Solange die Lebensenergie ungehindert fließen kann, besteht ein inneres Gleichgewicht und der Mensch befindet sich im Zustand der Ruhe und Zufriedenheit. Ist der Energiefluss blockiert, zeigen sich negative Wirkungen, darunter auch emotionale Krisen oder Krankheiten.

Der Beckenboden wird „Mula Bandha“ genannt und bildet den Wurzelverschluss als Energiepunkt im Wurzelchakra, das „Muladhara“ heißt und sich in allen drei Beckenbodenschichten öffnet. Alle „Bandhas“ bezeichnen im Yoga bestimmte Körperverschlüsse, die als eine Art Ventil funktionieren und Energien halten oder weiterleiten können. Das Wurzelchakra wiederum ist das erste Chakra und steht für das Urvertrauen, die Stärke, die Lebenskraft und Stabilität. Es ist mit den Instinkten und elementaren Bedürfnissen des Menschen verknüpft, darunter mit der Aufnahme von Nahrung, mit Geborgenheit, Schutz, Wärme und Sicherheit. Ist dieses Chakra ausbalanciert, befindet sich der Mensch in einer guten körperlichen und geistigen Verfassung.

Daher beeinflusst die Kräftigung des Beckenbodens nicht nur die Körperfunktionen per se, sondern auch das physische Dasein, die feinstoffliche Energie und die Spiritualität. Ein funktionierender Beckenboden verstärkt die Anbindung an die Erde und lässt die Lebensenergie besser fließen. Das Training hat eine Auswirkung auf die geistigen und emotionalen Bereiche und Erfahrungen, schafft engere Verbindungen zur Natur und zur Familie. Im Wurzelchakra berühren und lagern sich Gefühle wie Liebe, Schmerz, Hoffnung, Traurigkeit und Zufriedenheit. Es bildet das Fundament und die Unterstützung für Geist und Körper, damit die eigentliche Basis des Energiesystems.

Im Yoga wird von der Kundalini-Energie gesprochen, ein schlangenförmiger Energiefluss, der in das siebte Kronenchakra aufsteigt und damit auch Bewusstseinserweiterungen herbeiführen kann, wenn es aktiviert wird. Insgesamt gibt es im Körper sieben Zentren der spirituellen Kraft. Diese lassen sich beeinflussen, können aktiviert oder blockiert werden.

Unterteilt werden sie in Haupt- und Nebenchakren, während die Hauptchakren entlang der Wirbelsäule verlaufen, dabei in verschiedene Richtungen abstrahlen. Die Nebenchakren befinden sich an den Händen, Knien, Füßen und Schultern.

Neben dem Wurzelchakra gibt es das Sakralchakra für die Lust und Sinnlichkeit, das Nabelchakra für das Selbstbewusstsein, das Herzchakra für die Liebe, die innere Ruhe, die Harmonie und das Mitgefühl, das Hals- und Kehlchakra für die Kreativität und Kommunikation, das Stirnchakra als drittes Auge für Wissen, Erkenntnis, Vertrauen, Fantasie, Weisheit und Intuition und ganz oben das Scheitel- oder Kronenchakra für die Spiritualität und das Göttliche. All diese Energiezentren beeinflussen einander, während das Wurzelchakra die Grundbasis bildet. Durch das Beckenbodentraining in Verbindung mit der Aktivierung der Chakren können Körper und Geist gereinigt und gestärkt werden.

Das Beckenbodentraining dient daher hervorragend als Meditation und zur Stärkung des Selbstbewusstseins. Nach unten geöffnet stellt es als Teil des Wurzelchakras die energetische Verbindung zur Erde dar und bewirkt dadurch die Stabilität, das Gleichgewicht, die Willenskraft und das Vertrauen. Ist der Beckenboden geschwächt, kommt es zu Blockaden und zu einem Gefühl der Trennung von der Erde und Lebensenergie. Dadurch entstehen Depressionen und Ängste, Kraftlosigkeit und ein mangelndes Selbstbewusstsein. Das kann in diesem Bereich so weit führen, dass wir denken, den Boden unter den Füßen zu verlieren.

Der Beckenboden reflektiert immer das physische Befinden, so dass auch umgekehrt Emotionen wie Schwäche, Unausgeglichenheit und Überforderung dazu führen können, dass die Beckenbodenmuskulatur erschlafft und gestärkt werden muss.

Ähnlich sieht das auch mit Stress und Sorgen aus, die dazu führen, dass wir angespannt sind, wodurch auch der Beckenboden verspannt. Die Auswirkungen beeinflussen viele Reaktionen und Funktionen, so dass eine rechtzeitige Rückführung der energetischen Kräfte wichtig ist. Je umfangreicher unser Gespür für den Beckenboden ist, desto mehr erfahren wir über uns selbst und können unser Befinden günstig beeinflussen. Nur mit einem ausgeglichenen Wurzelchakra empfinden wir die Balance zwischen Geist, Körper und Seele.

8. Das Beckenbodentraining während der Schwangerschaft und nach der Geburt

Die Geburt eines Kindes ist für Eltern immer ein überwältigendes Erlebnis, für die Frau jedoch eine sehr starke Belastung und Anstrengung. Der gesamte Körper verändert sich, passt sich dem Wachstum des Kindes und dem Durchlass für die Entbindung an. Der Bauch wächst, eine Gewichtszunahme findet statt und auch im Organismus selbst finden zahlreiche Prozesse und Veränderungen statt. Diese sollen die Versorgung und die Entwicklung des Kindes möglich machen. Der Hormonhaushalt steigt, das Blutvolumen nimmt zu und sogar die Zusammensetzung des Blutes verändert sich. Gleiches geschieht mit der Atmung und Bewegung.

In der Phase der Schwangerschaft verändert sich dann natürlich auch der Beckenboden bei der Frau erheblich. Das geschichtete Geflecht aus Bändern, Gewebe und Muskeln wird lockerer, auch der Bereich der umliegenden Muskulatur. Diese Anpassungen sind naturbedingt und notwendig, damit das Kind dann zur Welt gebracht werden kann. Der Embryo wächst und dehnt die Bauchmuskulatur, die Organe werden verschoben. Das Gewicht des Kindes trägt die Wirbelsäule, wobei die Beweglichkeit der Frau eingeschränkt wird.

Das Becken und die Lendenwirbelsäule werden verändert gehalten, die Frau macht ein Hohlkreuz und spannt sich an. Das kann auch Rückenschmerzen verursachen, während der Gang breiter, langsamer und wiegender wird. Die mit der Schwangerschaft einhergehenden

Hormonveränderungen bewirken auch, dass die Spannung in der Harnröhre reduziert und mehr an Urin produziert wird. Husten, Niesen, Lachen oder das Auf- und Abspringen können dann zum geringfügigen und ungewollten Urinverlust führen.

Sowohl während der Schwangerschaft als auch nach der Geburt hilft das Beckenbodentraining, die Muskulatur in diesem Körperbereich wieder zu kräftigen und in die normale Ausgangsform zurückzuführen. Während der Schwangerschaft drückt der heranwachsende Embryo immer auf die Blase. Die Dehnung der Bauchmuskulatur bewirkt, dass die dort vorhandenen Organe zur Seite geschoben oder nach oben oder unten verdrängt werden. Da sich der weibliche Körper dabei hormonbedingt auf die Geburt vorbereitet, werden alle Gewebestrukturen, Bänder und Muskeln stark aufgelockert. Die Beckenbodenmuskulatur wird schlaffer und weicher. Das bewirkt schon während der Schwangerschaft, dass Blasenschwächen auftreten können und Urin austritt, wenn die Frau nur lacht oder hustet. Die Muskulatur muss entsprechend gestärkt und elastisch gehalten werden, ermöglicht so dann auch bei der Geburt, Verletzungen vorzubeugen.

Während der Geburt wiederum hat der Beckenboden eine wichtige Aufgabe. Bei der Entbindung zieht sich die Gebärmutter rhythmisch zusammen und bewirkt so durch die Wehen die Drehung und die voranschreitende Bewegung des Kindes durch den Muttermund und durch die Vagina. In der letzten Phase der Geburt dehnt der Kopf des Kindes dabei auch den Beckenboden. Ist dieser vorab gut trainiert worden und elastisch genug, kann die Entbindung stark erleichtert werden. Hier hilft bereits, dass die werdende Mutter ihren Beckenboden ganz bewusst wahrnimmt und so besser entspannen kann, damit das Kind nach draußen gedrängt wird.

Bei einem geschwächten Beckenboden dagegen können wichtige Gewebeschichten und Muskeln verletzt werden. Manchmal ist dann sogar ein Dammschnitt notwendig, bei dem das Gewebe des Beckenbodens durchtrennt werden muss. Das macht ein vorangegangenes und nachfolgendes Training sinnvoll. Auch ein beckenbodenfreundliches Bewegen hilft bereits, den Körper stark zu entlasten. Blase und Beckenboden sind stark belastet worden und vertragen nach der Geburt weder das schwere Tragen noch Sport noch das Aufstehen aus der Rückenlage. Die körperlichen Veränderungen werden von Frauen ganz unterschiedlich bemerkt. So kann sich der Bereich nach unten hin zu offen oder auch taub anfüllen. Auch stellen manche Frauen Dammschmerzen fest oder ein erhöhtes Druckgefühl. Auch eine Reizblase kann der Fall sein, so dass ständig das Gefühl vorherrscht, auf die Toilette zu müssen. Eine gezielte Entlastung ist daher wichtig, um den Beckenboden wieder zu stabilisieren.

In den ersten Wochen nach der Entbindung soll sich natürlich in erster Linie geschont werden. Die Frau benötigt Ruhe und Entspannung, damit sich der Körper von der großen Belastung erholen und wieder regenerieren kann. Dabei verheilen Wunden, die Gebärmutter zieht sich nach und nach wieder zusammen und das Bindegewebe erneuert sich und wird gefestigt. Gerade in der Zeit nach der Geburt ist es wichtig, den Beckenboden wieder zu entlasten. Das ist zunächst noch nicht durch typische Übungen möglich, sondern durch das bewusste Agieren bei allen Bewegungen. Schweres Heben sollte vermieden und der Körper nicht zu sehr angestrengt oder angespannt werden. Das Aufstehen kann über die Seite gerollt erfolgen oder beim Niesen und Husten eine bestimmte Haltung eingenommen werden, die den Vorgang entlastet.

Einige Übungen sind jedoch auch gezielt für die Zeit nach der Geburt konzipiert und werden von Hebammen oder Physiotherapeuten im Krankenhaus vermittelt. Nach Absprache mit einem Arzt kann dann nach drei bis vier Wochen ein erstes und leichteres Beckenbodentraining zu Hause gestartet werden. Nach etwa 8 Wochen empfehlen die meisten Ärzte ein ganzheitliches Beckenbodentraining als Rückbildungsgymnastik, um auch andere Körperregionen wie den Rücken oder den Bauch zu stärken. Allgemein hängt das Rückbildungstraining immer von der körperlichen Verfassung der Frau ab, die auf ihren Körper auch hören und nichts überstürzen sollte.

Neben den normalen Beckenbodenübungen können Frauen auch Hilfen nutzen, z. B. Vaginalkonen. Dabei handelt es sich um Vaginalgewichte, die in der Form von Tampons in die Scheide eingeführt werden und die bis zu 8 Zentimeter lang sind. Die Beckenbodenmuskulatur zieht sich beim Einführen automatisch zusammen, damit der Konus nicht aus der Scheide herausfällt. Das Tragen trainiert die Muskulatur gezielt und kann mit den Übungen selbst auch verbunden werden. Die Konen sollten lediglich direkt nach der Entbindung und während der Schwangerschaft nicht genutzt werden. Hier genügen einfache Kegelübungen.

Nach der Entbindung ist der Körper der Frau mit der Rückbildung beschäftigt, so dass auch anstrengende Übungen das Gegenteil einer positiven Wirkung haben würden. Es gilt, sich sanft und schonend zu stärken, für viel Entspannung zu sorgen und ab und zu den Schließ- und Beckenbodenmuskel anzuspannen und wieder zu entlasten. Bauch und Gesäß werden dabei nicht mit angespannt. Auch hier ist es wichtig, den eigenen Beckenboden zunächst erst einmal überhaupt zu spüren. Sehr gerne werden für bestimmte Übungen auch Rollen und Kissen genommen, die den Körper gut abstützen oder erhöhen, um eine bessere Körperlage zu erreichen. Entlastet wird der Beckenboden z. B. durch den Vierfüßlerstand, durch die Bauch- und Rückenlage, wenn unter dem Gesäß ein Kissen liegt, das für die höhere Position des Beckens sorgt. Ähnlich gut wirkt das Hüftkreisen, wodurch der Beckenboden gelockert wird.

Wer sich noch nicht mit der Rückbildungsgymnastik und dem Beckenbodentraining auskennt, kann Kurse belegen, die dazu dienen, individuell passende Übungen zu erlernen, damit beim eigenen Training dann nichts schiefläuft oder Fehler gemacht werden, die eine gegenteilige Wirkung erzielen. Gerade bei der ersten Geburt empfiehlt sich die Beratung durch einen Physiotherapeuten oder Frauenarzt. In einem Kurs werden die Übungen regelmäßig wiederholt und von der Frau dann zu Hause fortgesetzt. Während zunächst viele Übungen im Liegen gemacht werden, kann später die Position auch verändert und an die eigenen Bedürfnisse angepasst werden. Jede Frau muss am Ende selbst für sich entscheiden, welche Übungen für sie sinnvoll und angenehm sind. Das Beckenbodentraining bleibt ein regelmäßiger Prozess im Alltag und ist für jeden leicht zu erlernen.

9. Die besten Übungen für Frauen und Männer

Den wichtigsten Teil dieses Buches nehmen natürlich die Übungen ein, die bei der Beckenbodengymnastik für die Kräftigung und bessere Durchblutung sorgen, die Muskulatur aufbauen und elastisch machen. Diese sind sehr einfach aufgebaut, können daher regelmäßig umgesetzt werden und benötigen in der Regel keine weiteren Trainingsgeräte oder Hilfen. Sie stehen im engen Zusammenhang mit dem Yoga und der Meditation oder können mit diesen Methoden verbunden werden. Sie haben die Aufgabe, die Beckenmuskulatur zu straffen und in erster Linie Beschwerden vorzubeugen.

Das Beckenbodentraining hilft jedoch als Kegeltraining immer, wenn bereits Beschwerden vorhanden sind oder wenn eine Therapie nach einer Schwangerschaft und Geburt nötig ist. Um einen besseren Überblick zu gewährleisten, sind die Übungen in drei Bereiche unterteilt, wobei für die Zeit nach der Geburt und für Männer spezielle Übungsabläufe vorgestellt werden.

Durch die Stärkung und gute Ausbildung des Beckenbodens werden nicht nur Beschwerden verhindert, sondern besonders die Körperhaltung, die Kraft und die Aufrichtung des Oberkörpers gefördert. Das Beherrschen der Beckenbodenmuskulatur ermöglicht einen aufrechten und schönen Gang, wobei dieser Körperbereich bewusst wahrgenommen und entsprechend bewegt wird. Das steigert die Vitalität, die Lust an Sexualität und damit die Lust auf das Leben allgemein. Wie gezeigt, kann dabei auch der spirituelle Bereich angeregt oder der Körper und der Geist besser in Einklang gebracht werden. Letztendlich hängt alles miteinander zusammen und bringt bei der bewussten Beeinflussung Harmonie und Zufriedenheit ins Leben.

Ein gekräftigter Beckenboden stabilisiert immer auch die Körpermitte und den Rücken. Wird die innere Schicht aktiviert, geht diese Energie automatisch auf die tiefliegenden Muskelschichten im Rücken über. Diese können nicht willentlich und direkt angesprochen werden, so dass die Aktivierung des Beckenbodens gleichzeitig Rückenschmerzen verhindert oder reduziert. Die Wirbelsäule wird nicht überlastet, die Lebensenergie kann besser fließen. Auch auf Bauch und Hüften hat das Beckenbodentraining eine positive Wirkung. Viele Übungen erfordern das Anheben des Oberkörpers, wobei die Belastung günstig auf die Muskelschichten verteilt wird. Die Anatomie des Beckenbodens hat gezeigt, dass die Muskulatur mit allen wesentlichen Stützmuskeln verbunden ist. So wirkt sich das Training auf viele Körperbereiche aus und kann auch Verletzungen vorbeugen. Wichtig ist dabei, nicht nur monoton zu trainieren, sondern bewusst, konzentriert und ausgeglichen. Wer seinen Beckenboden spürt, kann ihn jederzeit aktivieren und einen erheblichen Einfluss auf das eigene Wohlbefinden ausüben.

9.1 Übungen für Frauen

Die Anatomie des Beckenbodens bei Frauen ist anders als bei Männern aufgebaut. Daher helfen gezielte Übungen, dieses weitreichend zu stabilisieren und Beschwerden vorzubeugen. Die Frau ist viel anfälliger für Veränderungen in diesem Bereich. Beim weiblichen Becken, das breiter und unstabiler gebaut ist und dazu die Öffnung für die Geburt aufweist, ist eine Kräftigung der Beckenbodenmuskulatur besonders wichtig. Der Beckenboden der Frau weist dickere Muskeln und einzelne Schichten mit einem höheren Anteil an elastischen Gewebefasern auf. Das erlaubt ein weites Auseinanderspannen. Vorhandene Nerven wiederum sorgen für die hohe sexuelle Empfindlichkeit, da sie sich in diesem Bereich stärker bündeln, wobei gezielt auch diese aktiviert werden können.

Frauen kämpfen häufig mit einer wiederkehrenden Überlastung, z. B. durch die Fehlbeanspruchung des Beckens bei körperlicher Arbeit, und mit einer Bindegewebeschwäche, die gleichzeitig dann den Beckenboden schwächt. Für eine erfüllte Sexualität, die viel zur seelischen Ausgeglichenheit beiträgt, ist das Beckenbodentraining optimal geeignet, um erneut intensive orgiastische Erlebnisse zu fördern. Hier geht es nicht nur um das gewollte Kontrahieren, sondern auch um erlernbare Fähigkeiten, sich bewusst zu entspannen und damit eine lustvollere Sexualität ausleben zu können.

Mit zunehmendem Alter kommt irgendwann immer das Thema „Blasenschwäche“ auf und wird dabei von vielen Frauen auch heruntergespielt oder über Jahre verschwiegen. Eine rechtzeitige Behandlung und ein dazugehöriges Beckenbodentraining verhindern Beschwerden wie eine Reizblase oder den Verlust von Urin oder Stuhl. Natürlich ist es wichtig, die geeigneten Übungen anzuwenden, die gezielt die miteinander verbundenen Körperbereiche ansprechen.

1. Brücke

Kategorie: Einzelübung
Schwierigkeitsgrad: leicht
Dauer: 7 Minuten
Effekt: Durchblutungsförderung, bewusste Wahrnehmung, Beckenbodenanspannung, Rückentraining, Stabilisation

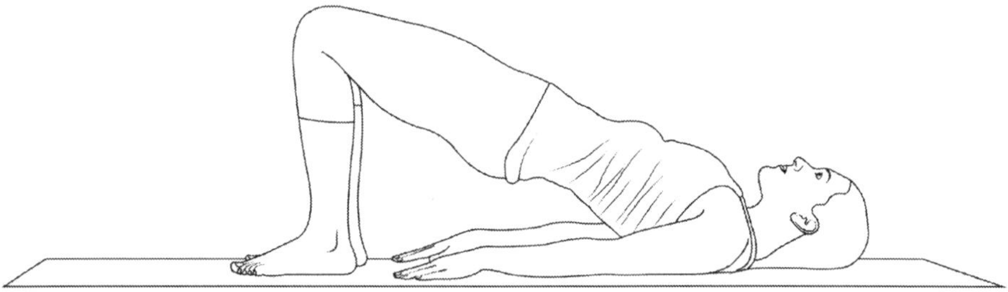

Diese Übung gehört zu den bekanntesten und effizientesten bei der Beckenbodengymnastik und kann als Einleitung dienen und täglich umgesetzt werden. Sie ist eine von denen, die sowohl als vorbeugende Maßnahme als auch als Therapie selbst angewendet werden. Benötigt wird eine Gymnastikmatte, die als weichere Unterlage dient und den Körper gleichzeitig etwas stabilisiert. Die Brücke erfordert dabei keine Kraftanstrengung, soll vielmehr bewusst und langsam ausgeführt werden.

1. Lege Dich für die Übung mit dem Rücken auf die Matte.
2. Winkle die Beine an, dass sich die Füße dabei unterhalb der Knie befinden.
3. Die Arme liegen gerade ausgestreckt und relativ dicht an Deinem Körper.
4. Atme nun tief ein und drücke die Hüfte und das Gesäß nach oben, wie Du es in der Abbildung siehst. Die Arme bleiben gerade ausgestreckt.
5. Spanne den Beckenboden stark an und atme ein und aus. Deine Schultern sollten eine gerade Linie zu Knie und Gesäß bilden.
6. Lass das Gesäß wieder auf die Matte sinken. Dabei entspannt sich der Beckenboden wieder.
7. Atme tief durch und hebe das Gesäß erneut. Die Übung wird 10 Mal konzentriert und langsam wiederholt.
8. Intensiviert wird das Ganze, wenn Du während des Gesäßanhebens ein Bein im Wechsel anhebst. Das Becken wird dabei immer waagerecht gehalten und die Belastung auf die Körperseiten verteilt.

2. Radfahren

Kategorie: Einzelübung
Schwierigkeitsgrad: leicht
Dauer: 5 Minuten
Effekt: Durchblutungsförderung, bewusste Wahrnehmung, Beckenbodenanspannung, geringfügiges Bein- und Bauchtraining

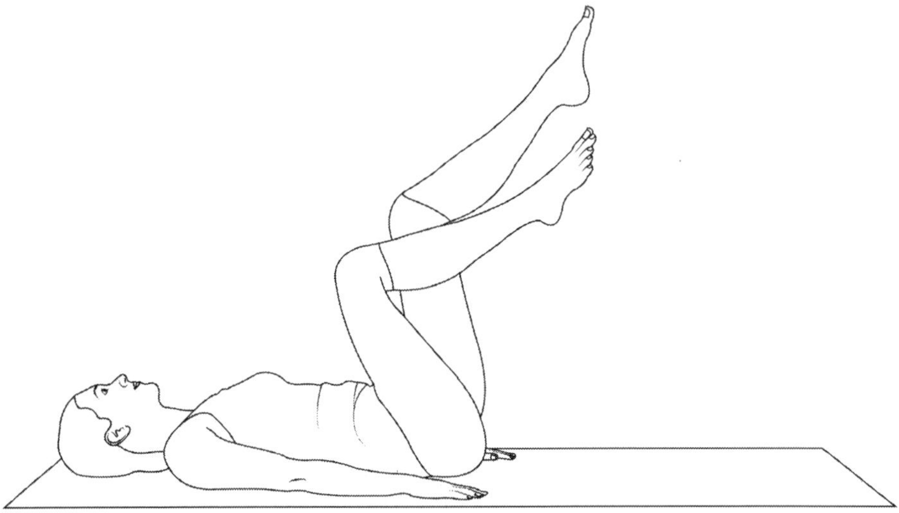

Für das Radfahren benötigst Du eine Gymnastikmatte, damit der Rücken weich aufliegt und deine Körperhaltung stabilisiert wird. Diese Übung ist sehr einfach und wirkt gleichzeitig auch entspannend auf Dein Gemüt. Du kannst sie auch direkt nach dem Aufstehen umsetzen, da sie eine aktivierende Wirkung hat und im Liegen ausgeführt wird. Neben der Stärkung für den Beckenboden wird beim Radfahren auch die Bein- und Bauchmuskulatur günstig angesprochen.

1. Lege Dich mit dem Rücken auf die Matte und strecke die Beine gerade nach vorne aus.
2. Die Arme sind gerade durchgestreckt und liegen am Oberkörper an.
3. Der Kopf liegt auf der Matte und der Blick ist nach oben gerichtet.
4. Hebe nun Deine Beine leicht an, bis sie einen rechten Winkel zu Deinem Oberkörper bilden.
5. Atme dabei aus und aktivere so Dein Beckenboden.
6. Bewege nun die Beine, als ob Du in die Pedale bei einem Fahrrad trittst. Mache das langsam und gleichmäßig in kreisenden Bewegungen. Versuche, den Bauch nicht zu stark anzuspannen.
7. Achte immer darauf, dass die Beine in der gleichen Höhe verbleiben und nicht leicht hinuntersinken.
8. Dabei wird grundsätzlich Druck auf die Bauchmuskulatur ausgeübt.
9. Senke die Beine auf die Matte, atme tief ein und aus und wiederhole den Vorgang weitere 5 Mal. Lass' Dir zwischen den einzelnen Übungsvorgängen ausreichend Zeit zur Erholung. Es ist wichtig, den Beckenboden anzuspannen und wieder zu entlasten. Jeder Prozess hat seine eigene Wirkung.

3. Halbe Liegestütze

Kategorie: Einzel- und Eigengewichtsübung
Schwierigkeitsgrad: mittel
Dauer: 5 Minuten
Effekt: Durchblutungsförderung, Beckenbodenanspannung, Arm- und Bauchtraining

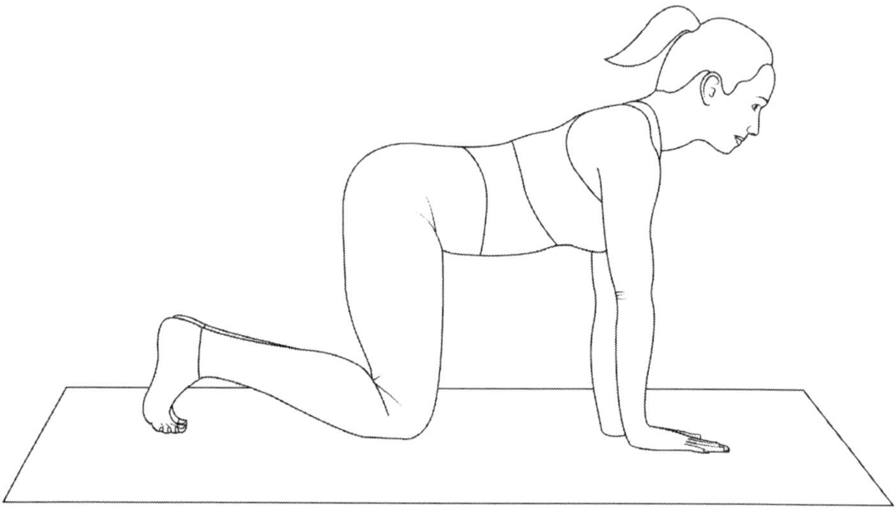

Alle hier genannten Übungen können wunderbar kombiniert und aufeinander abgestimmt werden. In dieser aufgezeigten Reihenfolge ist dabei eine leichte Steigerung möglich. Auch diese unterstützt ein ausgewogenes Beckenbodentraining, da so der Körper unterschiedlich gefordert wird, dabei gleichzeitig sinnvoll entspannen kann. Der halbe Liegestütz ist körperschonender als die klassische Eigengewichtsübung mit ausgestreckten Beinen. Verwende als Unterlage eine Gymnastikmatte.

1. Die Ausgangsposition ist der Vierfüßlerstand. Du befindest Dich auf den Knien und hast die Arme durchgestreckt, während die Hände auf der Matte aufliegen und der Blick nach vorne gerichtet ist. Halte Deinen Kopf dabei gerade und entspannt.
2. Deine Knie sollten sich unterhalb der Hüfte befinden, während die Hände unter den Schultern aufgestemmt werden.
3. Nun wird tief eingeatmet und der Oberkörper langsam voran nach vorne abgesenkt. Der Blick erfolgt nun nach unten, die Arme winkeln sich dabei an.
4. Halte die Position einige Sekunden und richte dann den Oberkörper wieder auf. Der Beckenboden wird dabei entspannt. Atme gleichmäßig tief ein und aus. Die Übung kann 5 bis 10 Mal wiederholt werden. Jedes Absenken des Oberkörpers erfolgt langsam und konzentriert, mit der damit verbundenen tiefen Bauchatmung.

4. Der Schneidersitz

Kategorie: Einzelübung
Schwierigkeitsgrad: leicht
Dauer: 10 Minuten
Effekt: Durchblutungsförderung, bewusste Wahrnehmung, Meditation, Beckenbodenanspannung, Dehnung

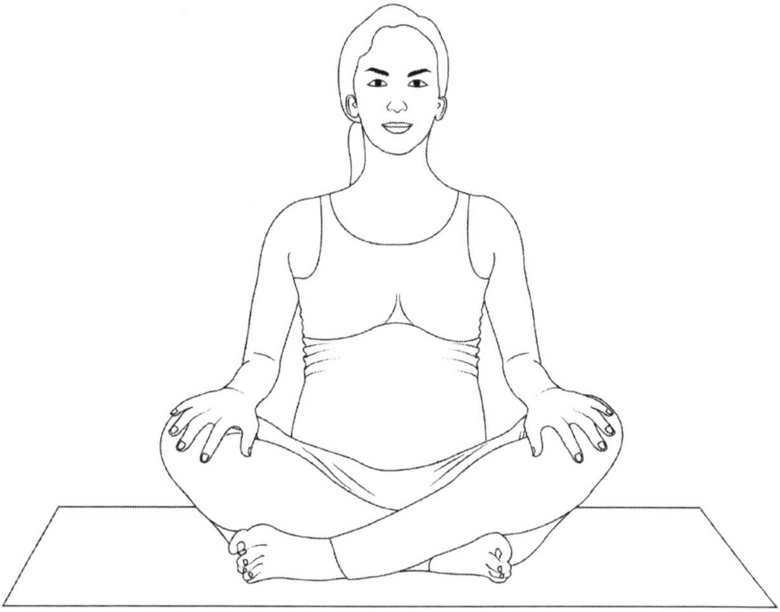

Eine meditativ tiefer dringende und sehr entspannende Übung ist der Schneidersitz. Hier geht es ausschließlich darum, Deinen Beckenboden zu spüren und diesen anzuspannen und wieder zu entspannen. Du kannst diese Übung dazu nutzen, tiefer in Dich hineinzuhören und Deinen Körper bewusster wahrzunehmen. Beobachte dabei Deine Haltung, Deine Atmung und Deine Emotionen. Die Auseinandersetzung fördert ein inneres Gleichgewicht und gibt Dir Zeit für Dich selbst. Das stärkt dann auch hervorragend Dein Selbstbewusstsein.

1. Setze Dich im Schneidersitz auf eine Gymnastikmatte.
2. Lege die Hände locker auf die Oberschenkel. Deine Füße sind entspannt und sollten nicht verkrampft werden.
3. Richte den Blick geradeaus und Deinen Oberkörper auf.
4. Spüre Deinen Rücken und Deine Haltung.
5. Spanne nun Dein Gesäß an und aktiviere dabei Deinen Beckenboden.
6. Atme tief ein und aus und lass' Deine Gedanken strömen.
7. Du kannst dabei auch die Augen schließen.
8. Entspanne das Gesäß wieder und lockere die Haltung.
9. Wiederhole die Übung 10 Mal langsam und konzentriert. Sie kann ruhig etwas mehr Zeit in Anspruch nehmen.

5. Knie anheben

Kategorie: Einzelübung
Schwierigkeitsgrad: leicht
Dauer: 3 Minuten
Effekt: Durchblutungsförderung, Beckenbodenanspannung, Beintraining

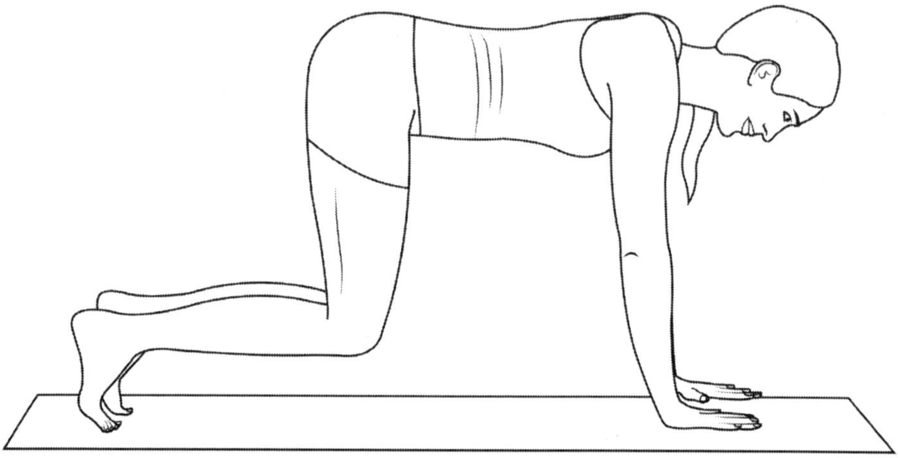

Bei dieser Übung wird der gesamte Körper günstig beansprucht, während der Beckenboden aktiviert wird. Es kommt weniger auf den Kraftakt an als auf die konzentrierte und bewusste Durchführung, um die Körpermitte zu stärken. Nutze auch hier eine Matte als Unterlage. Während dieses Beispiel kniend erfolgt, kann die Übung auch später im Stehen durchgeführt werden. Optimal wird der Beckenboden in dieser Form trainiert.

1. Knie Dich im Vierfüßlerstand auf die Matte.
2. Stütze die Arme auf und strecke die Füße nach hinten.
3. Der Blick ist nach unten gerichtet. Die Arme sind schulterbreit auseinander.
4. Hebe nun beide Knie in die Höhe und verteile die Kraft auf den Beckenboden und die Arme. Die Füße stabilisieren die Haltung dabei.
5. Atme dabei aus, während der Rücken weiterhin gerade bleibt.
6. Spanne den Körper an und halte die Position einige Sekunden.
7. Lasse die Knie und das Gesäß wieder hinunter. Es ist wichtig, dabei den gesamten Körper zu spüren.
8. Wiederhole die Übung 5 Mal und steigere die Anzahl, je geübter Du wirst.

6. Katzenbuckel

Kategorie: Einzelübung
Schwierigkeitsgrad: leicht
Dauer: 5 Minuten
Effekt: Durchblutungsförderung, bewusste Wahrnehmung, Beckenbodenanspannung, gleichmäßige Atmung, Rückentraining, Entspannung

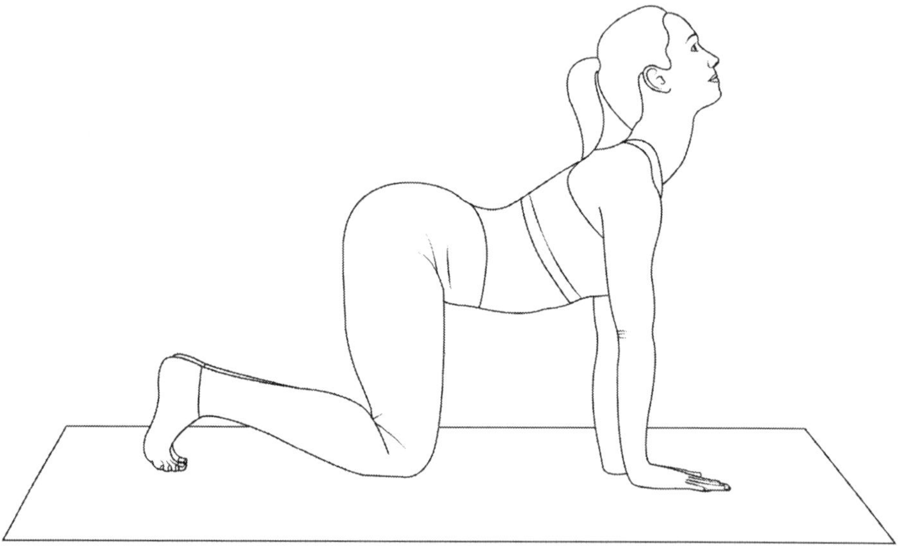

Katzen sind geübt darin, einen Buckel zu machen und sich zu strecken oder ordentlich zu fauchen. Beim Menschen ist diese Übung ebenso effektiv und wird auch beim Yoga oder Pilates gerne umgesetzt. Sie dient der Anspannung und Auflockerung von Wirbelsäule und Nacken, während der Beckenboden dabei aktiviert wird, da er nach vorne geschoben wird und sich dabei anspannt und entspannt. Hierfür ist nicht unbedingt eine Matte notwendig. Du kannst sie aber trotzdem verwenden, um etwas bequemer zu trainieren.

1. Die Ausgangsposition ist der Vierfüßlerstand. Du befindest dich auf den Knien, die Füße sind nach hinten gestreckt, der Oberkörper ist nach vorne gebeugt und gerade, während die Hände auf der Matte aufliegen und durchgestreckt sind.
2. Atme tief ein und aus und spanne den Beckenboden an. Versuche, tief in den Bauch zu atmen.
3. Runde nun den Rücken und senke den Kopf nach unten.
4. Atme aus und bringe Dein Becken nach vorne. Halte die Position einige Sekunden.
5. Atme dann wieder ein und strecke den Rücken kraftvoll wieder durch.
6. Lass' den Rücken leicht durchhängen, während Kopf und Gesäß wieder in die Höhe gestreckt werden. Auch diese Position wird mehrere Sekunden gehalten.
7. Wiederhole die Übung 5 Mal konzentriert und mit der richtigen tiefen Atmung.

7. Diagonale

Kategorie: Einzelübung
Schwierigkeitsgrad: leicht
Dauer: 3 Minuten
Effekt: Durchblutungsförderung, bewusste Wahrnehmung, Beckenbodenanspannung, Bein-, Arm- und Rückentraining

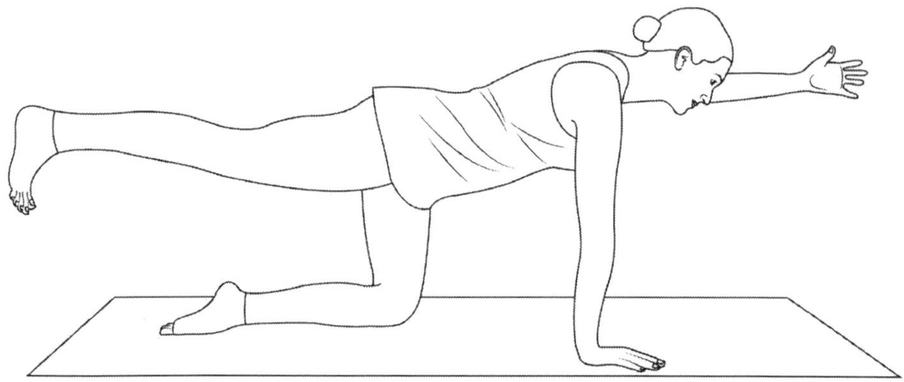

Diese Übung trainiert den Beckenboden und gleichzeitig auch den Rücken, die Beine, das Gesäß und die Arme. Dabei wird der Nacken entspannt, während die Wirbelsäule entlastet wird. Die Übung dient dazu, die Tiefenmuskulatur anzuregen und die Balance zu schulen. Das kann auch gegen Rückenprobleme und gegen Verspannungen helfen. Im Beckenbodentraining nimmt die Übung einen wichtigen und gezielten Bereich ein und stabilisiert die Körperhaltung und die Körpermitte. Sehr gut ist, wenn Du dabei den Beckenboden auch separat anspannst, wie Du es im Liegen oder Sitzen machst.

1. Beginne mit der Einnahme des Vierfüßlerstands auf der Matte. Deine Hände sind schulterbreit auf dem Boden und Deine Knie befinden sich unter Deiner Hüfte.
2. Atme durch und halte den Rücken gerade und Dein Becken entspannt.
3. Der Kopf bildet mit dem Rücken und mit dem Becken eine einheitliche Linie. Der Blick erfolgt nach unten.
4. Nun halte die Balance, strecke dabei den linken Arm nach vorne und das rechte Bein nach hinten. Dabei ergibt sich eine waagerecht gehaltene Position, die eine Verlängerung zum Körper bildet. Orientiere Dich hierfür an der Abbildung.
5. Der Bauch und Bauchnabel werden eingezogen, der Rücken gerade gemacht und das Becken angespannt.
6. Setze den Arm und das Bein wieder ab und wiederhole die Übung mit der anderen Seite in gleicher Form. Nimm den rechten Arm und das linke Bein und halte die Position erneut einige Sekunden. Vergiss dabei nicht, richtig zu atmen.
7. Die Übung wird mindestens pro Seite 5 Mal ausgeführt, kann auch auf 10 Mal erweitert werden.

8. Seitenlage

Kategorie: Einzelübung
Schwierigkeitsgrad: leicht
Dauer: 3 Minuten
Effekt: Durchblutungsförderung, bewusste Wahrnehmung, Beckenbodenanspannung, Stabilisation

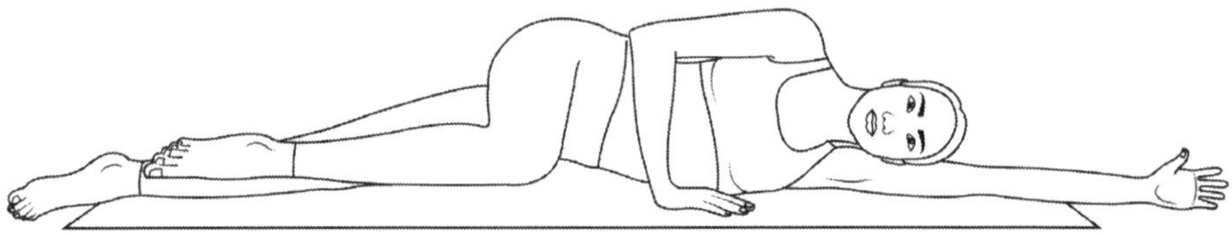

Liegend wirkt das Beckenbodentraining besonders günstig auf die Schonung des Körpers und sorgt gleichzeitig für eine Entspannung von Körper und Geist. Die Seitenlage ist optimal geeignet, um die Kraftausübung gezielt anzusetzen und Gelenke und Muskeln weniger zu belasten. Lege Dich dafür auf eine Gymnastikmatte oder auf einen Teppich. Konzentriere Dich dabei immer auf das, was Du tust, und achte auf einen gleichmäßigen Ablauf.

1. Die Ausgangsposition ist das Liegen auf der Seite, während der obere Arm angewinkelt ist und die Hand aufliegt, wodurch die Seitenlage stabilisiert wird. Der untere Arm wird dabei ausgestreckt und gerade gehalten. Der Kopf liegt auf dem ausgestreckten Arm. Das fühlt sich bequem an.
2. Spanne jetzt Deinen Beckenboden an, indem Du das Gesäß anspannst.
3. Hebe das oben aufliegende Bein an und winkle es in der Luft ab.
4. Kippe Dein Becken dabei nach vorne, in die Richtung von Kopf und Kinn.
5. Halte das Bein oben und atme ein und aus.
6. Lass' das Bein wieder sinken und kippe dabei Dein Becken nach hinten.
7. Führe die Übung langsam und konzentriert mehrere Male durch und wechsle dann die Seite.
8. Lass' Dir Zeit und nimm Deine Bewegungen bewusst wahr. Lege bei allen Übungen immer viel Wert auf die richtige Atmung, die alle Vorgänge günstig unterstützt und stabilisiert.

9. Stehaufmännchen

Kategorie: Einzelübung
Schwierigkeitsgrad: leicht
Dauer: 5 Minuten
Effekt: Rücken-, Bauch- und Beintraining, bewusste Wahrnehmung, Beckenbodenanspannung

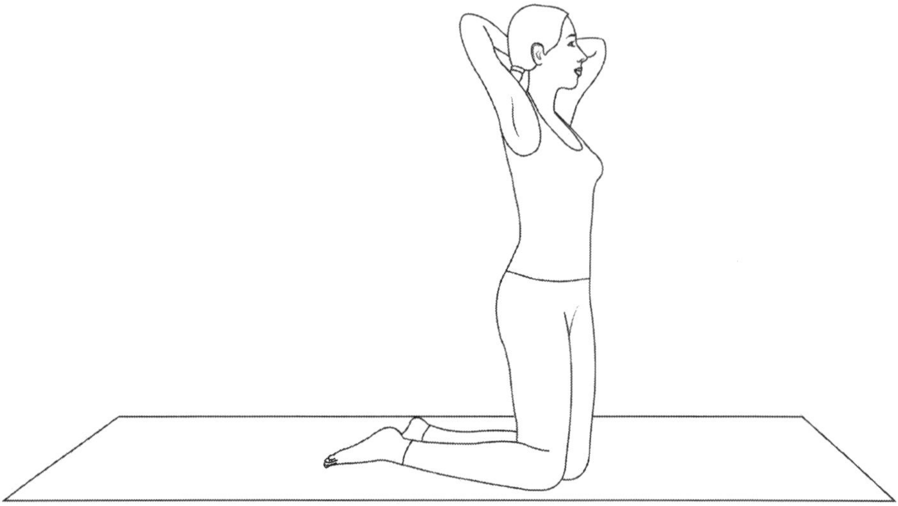

So einfach diese Übung aussieht, so tief wirkt sie auf Rücken, Arme und Becken. Auch die Bauchmuskulatur wird geringfügig mit trainiert. Eine Matte ist sinnvoll, damit die Knie weich aufliegen, sollte dabei rutschfest sein. Füge die Übung immer in Dein Beckenbodentraining mit ein, da sie eine gute Abwechslung zu den liegenden Übungen ist und den Körper noch einmal neu fordert. Das wirkt sich günstig auf die Muskulatur aus. Das Beckenbodentraining ist im Stehen effizient und verbindet mehrere Bewegungsabläufe auf sinnvolle Art.

1. Die Ausgangsposition ist die Kniestellung mit geradem Oberkörper, wie Du es in der Abbildung siehst. Die Beine sind parallel zueinander ausgerichtet, die Füße zeigen nach hinten.
2. Verschränke die Arme nun hinter Deinem Kopf, während die Ellenbogen nach außen zeigen. Die Schultern werden so tief wie möglich gehalten, sollten jedoch nie verkrampfen.
3. Atme ein und aus und spanne den Körper an. Der Rücken ist gerade durchgestreckt.
4. Atme nun aus und spanne den Beckenboden an. Dabei spannst Du gleichzeitig die Bauchmuskulatur geringfügig mit an.
5. Lass' Deinen Körper langsam nach hinten kippen und konzentriere Dich dabei auf Deine Atmung und Bewegung. Es ist nicht wichtig, dass Du Dich weit zurücklehnst, sondern nur, dass Du die Anspannung spürst. Das betrifft besonders die Bauchgegend.
6. Halte die zurückgelehnte Position einige Sekunden und atme ein und aus.
7. Richte den Körper wieder auf und entspanne Deinen Beckenboden.
8. Wiederhole die Übung 10 Mal.

10. Frosch

Kategorie: Einzelübung
Schwierigkeitsgrad: leicht
Dauer: 6 Minuten
Effekt: Durchblutungsförderung, bewusste Wahrnehmung, Beckenbodenanspannung, Dehnung der Hüften und des Lendenbereichs

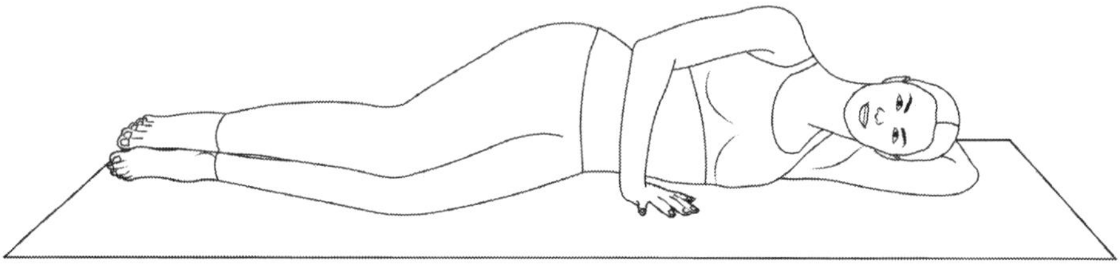

Diese Übung kann entweder mit einem oder mit beiden Beinen umgesetzt werden. Dafür ist entweder die Rücken- oder Seitenlage notwendig. Beginne mit der Seitenlage, wie Du sie in der Abbildung erkennen kannst. Entspanne dabei Deinen Körper und nutze die Arme zur Stütze. Vergiss dabei nicht, dass der Beckenboden ein wichtiger Mitspieler bei der Atmung ist und fast jede Bewegung mit bestimmt. Leichter ist die Ausführung der Übung, wenn Du auf einer Gymnastikmatte liegst. Das Beckenbodentraining ist auch für die Körperzentrierung und Erdung notwendig, um das innere Gleichgewicht zu bewahren und damit eine ausgeglichene Stimmung. Das wiederum hat positive Auswirkungen auf Deine Gesundheit.

1. Lege dich seitlich und gerade ausgestreckt auf die Matte.
2. Stütze den oberen Arm auf die Matte, nahe an Deinem Körper. Nimm den anderen Arm als Unterlage für Deinen Kopf, der so bequem aufliegt.
3. Deine Beine liegen locker ausgestreckt.
4. Spanne nun den Beckenboden und Deine Beine an und hebe das obere Bein leicht abgewinkelt hinauf. Atme dabei aus und drücke die Fersen aufeinander.
5. Halte die Position, während das andere Bein auf der Matte liegen bleibt.
6. Atme tief ein und aus, am besten bis in den Bauch.
7. Lass' das Bein wieder auf das andere herabsinken und für einige Sekunden so liegen.
8. Wechsle die Position und mache das Ganze mit der anderen Seite. Dafür kannst Du Dich auf der Gymnastikmatte einfach umdrehen.
9. Die Übung kann 20 Mal wiederholt werden. Sie ist in der Rückenlage ebenso entspannend, wobei dann die Beine einfach angewinkelt auseinandergeklappt werden. Das wird gleichzeitig umgesetzt. Die Öffnung fördert die Entspannung.

11. Körper neigen

Kategorie: Einzelübung
Schwierigkeitsgrad: leicht
Dauer: 5 Minuten
Effekt: Durchblutungsförderung, bewusste Wahrnehmung, Beckenbodenanspannung, Dehnung der Hüften, Rückentraining

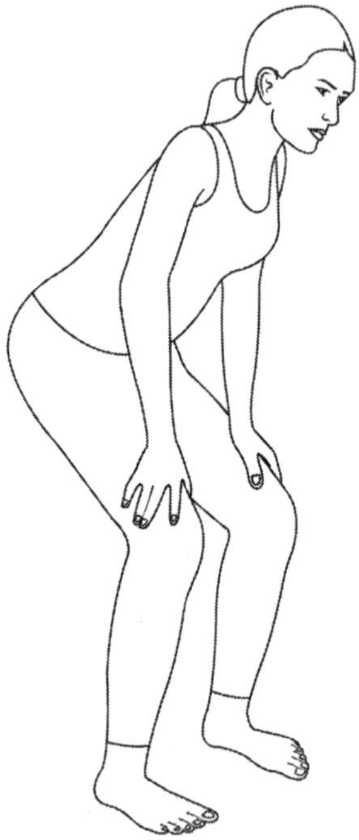

Eine sehr gute und leichte Übung ist es, den Körper zu neigen und den Beckenboden dabei bewusst wahrzunehmen, während die Muskulatur angespannt wird. Das kann sowohl auf den Knien oder ganz einfach im Stehen umgesetzt werden. Hierfür wird keine Gymnastikmatte benötigt. Die Übung kann auch gut zwischendurch gemacht oder zwischen anderen Übungen eingebaut werden. Sie hat eine positive Auswirkung auf Deine Wirbelsäule und Rückenmuskulatur.

1. Stelle Dich gerade hin und lass' die Arme locker herunterhängen.
2. Neige nun Deinen Oberkörper leicht nach vorne, während Dein Blick nach vorne gerichtet ist.
3. Die Knie werden geringfügig gebeugt, die Hände dabei bequem auf die Oberschenkel gelegt.
4. Der Rücken bleibt während der gesamten Übung immer gerade.
5. Spanne nun die Beckenbodenmuskulatur an und ziehe sie bewusst nach innen.
6. Halte die Position einige Sekunden und entspanne das Becken wieder.
7. Richte den Körper auf, verschränke die Arme hinter dem Kopf und bewege den Oberkörper leicht nach hinten.
8. Halte die Position, spanne die Beckenbodenmuskeln an und atme tief ein und aus.
9. Lockere Dich wieder und richte den Oberkörper nach vorne auf.
10. Wiederhole den gesamten Ablauf der Übung 10 Mal, bleibe dabei konzentriert und in Dir selbst ruhend. Die Übung ermöglicht Dir, zu lernen, Deinen Beckenboden bewusster wahrzunehmen. Sie trainiert hervorragend die einzelnen Muskelschichten und Ebenen.

12. Schnürsenkel binden

Kategorie: Einzel- und Alltagsübung
Schwierigkeitsgrad: leicht
Dauer: 3 Minuten
Effekt: Durchblutungsförderung, bewusste Wahrnehmung, Beckenbodenanspannung, Rücken-, Gesäß- und Beintraining

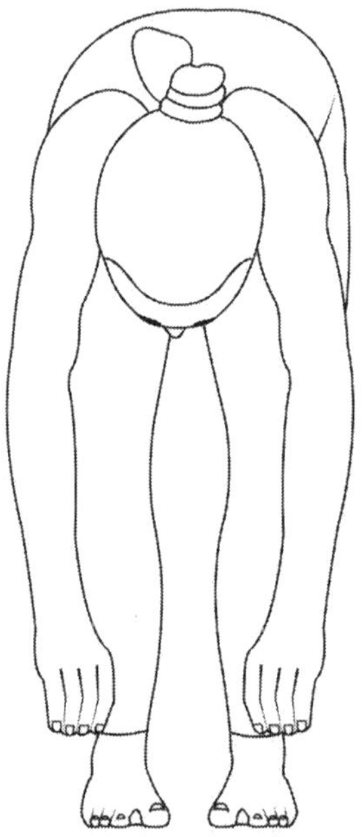

Beim gezielten Beckenbodentraining gibt es viele Übungen im Sitzen und im Stehen. Dabei besteht die gesamte Übungsphase jedoch nicht daraus, die Beckenbodenmuskulatur beständig anzuspannen, sondern aus dem sinnvollen Zusammenspiel aus Anspannung und Entspannung. Einfach ist das mit dieser Übung, wobei auch die bewusste Wahrnehmung gefördert wird. Du kannst sie überall umsetzen und dabei auch Beine, Rücken und Gesäß trainieren.

1. Stelle Dich gerade und aufrecht hin.
2. Die Arme liegen dicht am Körper an und hängen locker herab.
3. Atme tief ein und beuge den Oberkörper vor und nach unten.
4. Knicke in den Beinen leicht ein, während der Kopf nach vorne geneigt wird.
5. Die Arme werden vorgestreckt, als wolltest Du Deine Schnürsenkel an den Schuhen binden.
6. Es ist nicht notwendig, dass Du den Fußboden mit den Händen erreichst, die Bewegung wird nur angedeutet, so dass die Anspannung und Aktivierung des Beckenbodens möglich ist.
7. Halte die Position einige Sekunden und richte den Oberkörper wieder auf.
8. Wiederhole die Übung langsam 10 Mal bei voller Konzentration.

13. Stuhl-Übung

Kategorie: Einzel- und Alltagsübung
Schwierigkeitsgrad: leicht
Dauer: 3 Minuten
Effekt: Bewusste Wahrnehmung, Beckenbodenanspannung, Spüren der Sitzhöcker

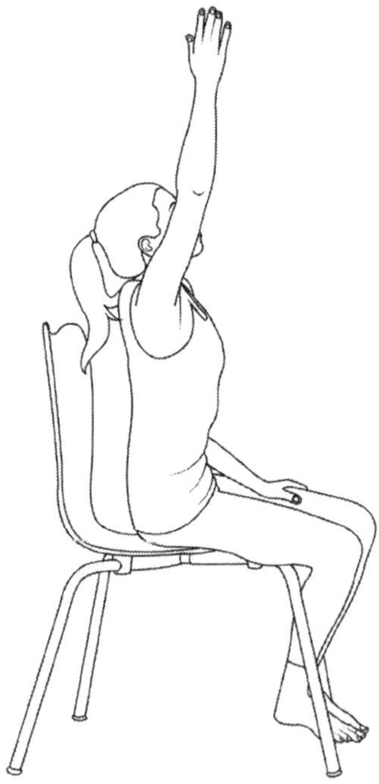

Sitzende Übungen beim Beckenbodentraining sind entlastend und helfen gleichzeitig dabei, dass Du dabei gut entspannen kannst und die Beckenbodenmuskulatur spürbar wahrnimmst. Wenn Du die Übung auf einem Stuhl machst, ist es wichtig, dass Du mit geradem Rücken sitzt und relativ vorne auf der Stuhlkante. Die harte Sitzfläche unterstützt das Training. Die Körperhaltung wird automatisch günstig abgestimmt. Versetze dabei Deine Beine leicht, so dass der rechte Fuß vor dem linken steht und den Beckenboden entlastet.

1. Setze Dich auf den Stuhl so zurecht, dass Du Deine Sitzhöcker deutlich spüren kannst. Versuche, nahe an der Kante zu sitzen oder zumindest im vorderen Drittel des Stuhls.
2. Halte die Beine im rechten Winkel leicht auseinander versetzt, während die Füße fest auf dem Boden stehen. Der Rücken bleibt dabei gerade, ohne diesen zu stark durchzudrücken. Mach' keinesfalls ein Hohlkreuz.
3. Lege Deine Hände auf die Oberschenkel und atme tief bis in den Bauch ein.
3. Hebe den rechten Arm an und strecke ihn langsam nach oben.
4. Atme aus und spanne den Beckenboden an und ziehe ihn immer mehr nach oben.
5. Halte die Position einige Sekunden und lass' den Arm dann wieder herabsinken.
6. Atme tief ein und aus und entspanne die Beckenbodenmuskulatur.
7. Hebe nun den linken Arm und strecke ihn über den Kopf nach oben.
8. Spanne den Beckenboden an und spüre, wie sich das Sitzgefühl verändert und die Sitzhöcker enger werden. Auch das Gesäß spannt sich dabei stärker an.
9. Halte die Position, atme tief ein und aus.
10. Lass' den Arm wieder sinken und entspanne den Beckenboden.
11. Wiederhole die Übung mit beiden Armen jeweils 10 Mal. Der Blick ist dabei immer nach vorne gerichtet.
12. Wichtig ist, dass Du Dich weder bei der Übung noch im Alltag einfach auf einen Stuhl fallen lässt, sondern dich bewusst und gezielt hinsetzt. Damit erreichst du beckenschonende Bewegungen, an die Du dich dann auch gut gewöhnst. Dein Becken wird es Dir danken.

14. Rückenstrecker

Kategorie: Einzelübung
Schwierigkeitsgrad: mittel
Dauer: 7 Minuten
Effekt: Durchblutungsförderung, Rückentraining, Beckenbodenanspannung, Arm- und Beintraining

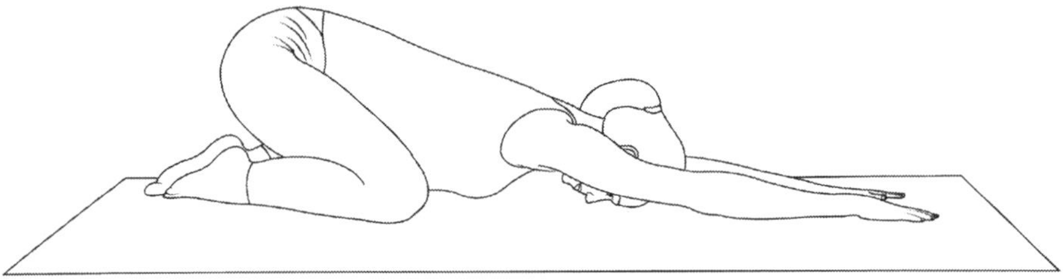

Diese Übung ist etwas anspruchsvoller und wird auch gerne im Yoga umgesetzt. Sie hat eine sehr meditative Wirkung und stärkt gleichzeitig den Beckenboden. Hier wird das Training mit einer ausgeglichenen Atmung kombiniert. Du kannst die Übung auf einer Gymnastikmatte machen oder auf dem Boden. Rückenschmerzen können mit dieser Übung ebenfalls behandelt werden.

1. Die Ausgangsposition ist der Vierfüßlerstand. Richte dabei den Blick nach vorne.
2. Setze dich mit dem Gesäß auf die Füße.
3. Bewege den Oberkörper nach vorne und strecke den Rücken durch. Der Kopf ist nun nahe dem Fußboden, die Schultern sind durchgestreckt, wie Du es in der Abbildung erkennen kannst.
4. Die Arme werden nach vorne gerichtet und über den Kopf hinaus ausgestreckt. Mache das langsam und konzentriert, in einer bewussten Bewegung. Beide Arme bleiben parallel zueinander.
5. Das Gesäß liegt weiterhin auf den Füßen auf und zeigt nach hinten. Spanne die Beckenbodenmuskeln an.
6. Halte die Position und atme tief ein und aus. Der Beckenboden ist weiterhin angespannt und wird dann entspannt.
7. Richte den Oberkörper wieder auf und lass' die Arme durchgestreckt. Ziehe sie mit der Bewegung langsam zurück und spüre die Entlastung im Rücken.
8. Die Hände liegen nun wieder auf dem Boden oder auf der Matte.
9. Atme tief ein und aus.
10. Wiederhole die Übung 5 Mal konzentriert und genieße die wohltuende Wirkung.

15. Ellenbogenstand

Kategorie: Einzel- und Eigengewichtsübung
Schwierigkeitsgrad: leicht
Dauer: 3 Minuten
Effekt: Durchblutungsförderung, bewusste Wahrnehmung, Beckenbodenanspannung, Meditation

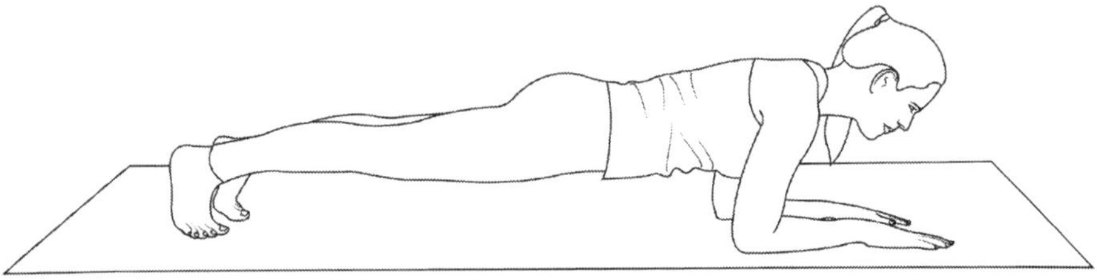

Bei dieser Übung wird der gesamte Körper gefordert und der Bereich des Beckenbodens bewusst angespannt und entspannt. Integriert werden kann die Übung gut in ein ausgewogenes Yoga- oder Pilates-Training. Nötig ist eine Gymnastikmatte, damit die Position angenehmer eingenommen werden kann. Sie fördert dabei auch die geistige Ruhe.

1. Lege Dich mit dem Bauch auf die Matte und strecke die Beine aus.
2. Winkle die Arme an und stütze die Ellenbogen ab.
3. Hebe den Körper an, so dass er nur von den Armen und den Füßen gehalten wird.
4. Spanne den Beckenboden an und atme tief durch. Du stehst nun auf Deinen Zehen.
5. Halte die Position und spüre bewusst Deine Beckenbodenmuskulatur. Dein Rücken und die Beine bilden eine gerade Linie.
6. Drücke nun den Rücken durch und Dein Körpergewicht nach oben. Die Position wird ebenfalls einige Sekunden gehalten.
7. Senke den Körper wieder hinunter und entspanne Deinen Beckenboden.
8. Wiederhole die Übung 10 Mal, atme dabei richtig und bewusst.

16. Beinschieben

Kategorie: Einzelübung
Schwierigkeitsgrad: mittel
Dauer: 6 Minuten
Effekt: Durchblutungsförderung, Bein- und Bauchtraining, Hüftentspannung, Beckenbodenanspannung

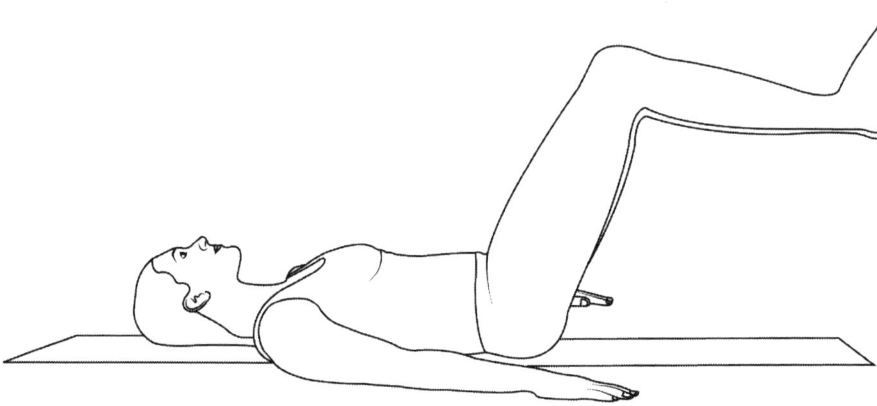

Als eine liegende Übung ist das Beinschieben zwar schonend für den Körper, erfordert jedoch auch die Anspannung und Konzentration. Benötigt wird eine Matte, auf der Du liegen kannst. Die Übung kannst Du hervorragend in einen längeren Ablauf des Beckenbodentrainings integrieren. Sie kann als eine Steigerung zu einigen leichteren Übungen genutzt werden. Achte darauf, dass Du die Bauchmuskulatur nicht zu stark anspannst und Dich bei der Ausführung der Übung wohlfühlst. Auch hier ist das richtige Atmen existentiell.

1. Die Ausgangsposition ist die Rückenlage auf der Matte.
2. Lege Deine Arme ausgestreckt neben Deinem Körper ab.
3. Ziehe nun beide Knie heran, so dass sie einen rechten Winkel bilden.
4. Hebe die Beine hoch, wie Du es in der Abbildung siehst.
5. Atme ein und schiebe die Beine zu Dir heran und wieder zurück.
6. Spanne Bauch und Beckenboden an und atme wieder aus.
7. Die Bewegung wird mehrmals wiederholt, wobei es wichtig ist, sie langsam und konzentriert zu machen. Hastige Bewegungen sind anstrengend und haben einen gegenteiligen Effekt.
8. Wiederhole die Übung 10 Mal. Die Anzahl der Übungswiederholungen kann individuell angepasst werden, je nach dem Funktionszustand des Beckenbodens.
9. Für etwas Abwechslung kannst Du die Übung auch mit versetzten Beinen umsetzen. Dafür ist das linke etwas weiter vorne als das rechte, während Du die Schiebebewegung durchführst und ein- und ausatmest.
10. Versuche, Dein Becken bewusst wahrzunehmen. Du kannst sie auch mit einer Pressübung verbinden, indem Du den Bereich zusammenziehst und versuchst, zu pressen.

17. Abgewechseltes Knieheben

Kategorie: Einzelübung
Schwierigkeitsgrad: leicht
Dauer: 5 Minuten
Effekt: Durchblutungsförderung, Bauchtraining, Beckenbodenanspannung

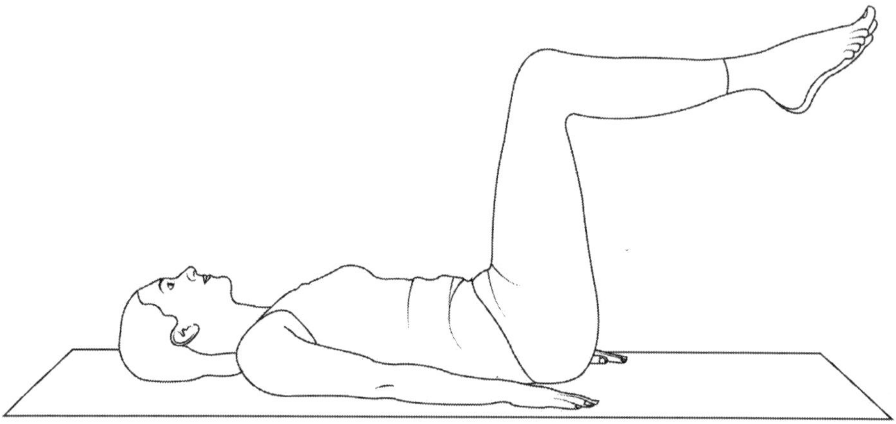

In der Abbildung kannst Du erkennen, welche Ausgangsposition Du einnehmen sollst. Hier ist eine Abwechslung der Ausführung möglich, so dass Du entweder beide Beine gerade hältst oder diese in der Luft in ihrer Position veränderst. Wichtig ist das Halten der Position und die konzentrierte Anspannung des Beckenbodens. Nutze eine Gymnastikmatte, damit Du bequemer liegst. Beim Anspannen des Beckenbodens kannst Du variieren, ob Du es langsam an- und entspannst oder schnell und zügig. Visualisieren kannst Du dabei die Liftvorstellung, die wir in einem der vorangegangenen Kapitel erklärt haben. Spüre dabei, wie der Aufzug hinauffährt und wieder hinuntersteigt.

1. Die Ausgangsposition ist die Rückenlage auf einer Matte.
2. Stelle die Beine im rechten Winkel auf. Die Arme liegen am Körper, der Blick ist nach oben gerichtet. Halte den Kopf gerade.
3. Hebe nun beide Beine an und spanne Bauch und Beckenboden an.
4. Halte die Position, wie in der Abbildung gezeigt, und ziehe die Knie nahe zu Dir heran.
5. Einen höheren Schwierigkeitsgrad erhält die Übung, wenn Du die Beine leicht versetzt in der Luft hältst. Die Beinstellung wird dabei gewechselt, während keines der Beine abgesetzt wird.
6. Hebe das linke Bein höher als das andere. Danach mache das Gleiche mit dem rechten Bein.
7. Atme tief ein und aus bis hinunter in den Bauch.
8. Setze beide Beine wieder auf die Matte.
9. Entspanne Dich und atme tief ein und aus.
10. Wiederhole die Übung 5 Mal.

18. Seitenwinkel

Kategorie: Einzelübung
Schwierigkeitsgrad: leicht
Dauer: 5 Minuten
Effekt: Durchblutungsförderung, bewusste Wahrnehmung, Beckenbodenanspannung, Entspannung

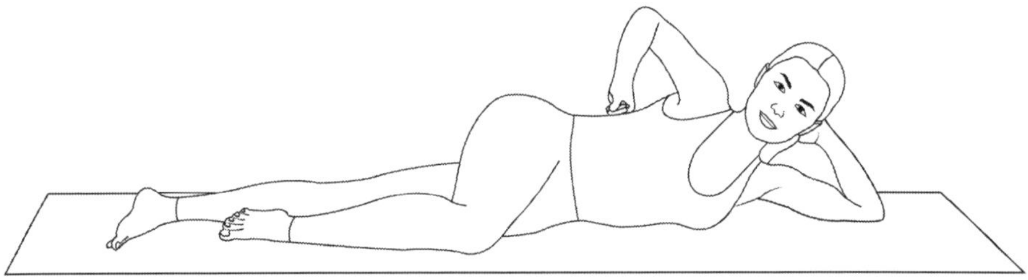

Diese Übung ist leicht und dient vordergründig zur Entspannung. Sie kann zwischen zwei anspruchsvolleren Abläufen eingebaut werden oder einen guten Abschluss bilden. Nutze eine Matte, damit Du bequemer liegst. Du kannst die Übung auch etwas variieren, damit sie abwechslungsreicher wird. Beim Beckenbodentraining kommt es nicht darauf an, den Körper neu herauszufordern, sondern gezielt auf die Muskulatur einzuwirken. Das ist nie direkt, sondern immer nur indirekt durch Anspannung und Entspannung möglich. Besonders gut geht das im Liegen. Dabei werden alle drei Schichten oder jede für sich trainiert.

1. Lege Dich in der Seitenlage auf die Matte.
2. Stütze den Kopf mit einem Arm ab und winkle den anderen im Hüftbereich an, wie Du es in der Abbildung siehst.
3. Blicke nach vorne und strecke die Beine aus.
4. Lege das obere Bein angewinkelt vor Dir ab.
5. Spanne den Beckenboden an und atme tief ein.
6. Hebe nun das Bein leicht nach oben.
7. Halte die Position und entspanne den Beckenboden.
8. Atme aus und lass' das Bein wieder herabsinken.
9. Drehe Dich auf die andere Seite und wiederhole das Ganze mit dem anderen Bein.
10. Diese Übung ist besonders für Menschen gut, die Beckenbodenprobleme durch Übergewicht haben. Das Training ist sehr schonend und keine Belastung für den Körper.
11. Achte darauf, dass bei der Ausführung Dein Körper angespannt ist und sich danach entspannen kann. Im Liegen kann die Muskulatur bewusst trainiert werden. Die Übung wird 5 Mal pro Seite wiederholt.

19. Schmetterling

Kategorie: Einzelübung
Schwierigkeitsgrad: leicht
Dauer: 5 Minuten
Effekt: Durchblutungsförderung, bewusste Wahrnehmung, Beckenbodenanspannung, Dehnung der Hüften und der Lenden, Atmung und Schmerzreduktion

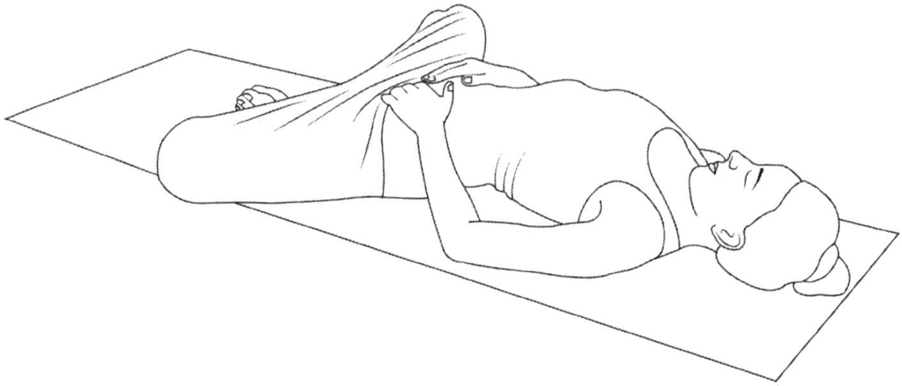

Das Beckenbodentraining steht eng in Verbindung mit bekannteren Yogaübungen. Der Schmetterling kann im Yoga im Sitzen ausgeführt werden, bleibt beim Beckenbodentraining jedoch eine Übung in liegender Position. Verwende, wie bei den anderen Übungen, eine Gymnastikmatte und versuche, entspannt zu sein. Diese Übung ist auch hervorragend gegen Rückenschmerzen, die ihre Ursache oftmals in einem schwachen Beckenboden haben.

1. Lege Dich auf den Rücken und breite die Arme aus. Der Blick ist nach oben gerichtet.
2. Winkle die Beine an und stelle die Füße auf die Matte. Atme tief ein.
3. Lass' beide Beine nun langsam nach außen sinken, so dass sie auf der Matte aufliegen oder zumindest eine Raute bilden. Das geschieht gleichzeitig. Die Fußsohlen liegen aufeinander. Erreicht werden soll hier nur eine geringfügige Dehnung der Beine.
4. Reibe die Handflächen aneinander, bis Wärme entsteht.
5. Lege die Handflächen auf Deinen Bauch.
6. Atme aus und spanne den Beckenboden an. Lass die Knie weiter nach außen sinken, bis Du dich wohlfühlst.
7. Entspanne das Becken wieder und hebe die Beine erneut hoch, bis die Fußsohlen wieder auf der Matte stehen. Verharre in der Position und atme tief ein und aus. Lass' die Hände dabei ruhig auf dem Bauch liegen. Diese Methode hat energetische Auswirkungen und kann auch Schmerzen lindern. Wichtig ist, den Atem richtig zu lenken und jede Bewegung konzentriert auszuführen und bewusst wahrzunehmen. Lenke die Atmung dabei immer bis in das kleine Becken.

20. Fersen drücken

Kategorie: Einzel- und Entspannungsübung
Schwierigkeitsgrad: leicht
Dauer: 3 Minuten
Effekt: Durchblutungsförderung, bewusste Wahrnehmung, Meditation und Entspannung, Beckenbodenanspannung und Aktivierung, Dehnung, Bauchtraining

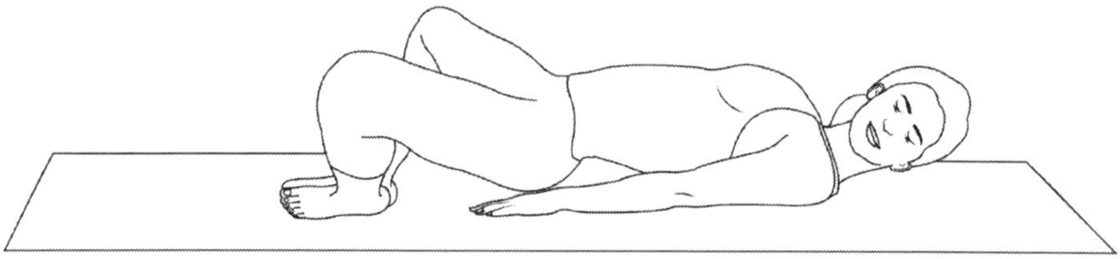

Diese Übung bildet eine Entspannungsübung, die konzentriert und bewusst durch die richtige Atmung auf den Beckenboden ausgerichtet wird, der sich dadurch günstig aktiviert. Dabei wird auch die Bauchmuskulatur gefordert und angespannt. Lege Dich für die Übung auf eine Gymnastikmatte und sorge dafür, dass Du entspannt und relaxed bist.

1. Nimm eine liegende und für Dich bequeme Position auf dem Rücken ein.
2. Winkle die Beine an und stelle sie hüftbreit auseinander. Sie sollten dabei einen steilen Winkel einnehmen.
3. Entspanne Nacken und Schultern. Senke das Kinn leicht in Richtung Brust und drehe den Kopf dann ganz zur Seite.
4. Strecke die Arme aus und lass' sie auf der Matte aufliegen.
5. Atme tief ein und stelle nun die Fersen auf.
6. Atme aus und aktiviere Deinen Beckenboden, indem Du dir vorstellst, dass Du mit dem Körper in den Boden sinkst. Du merkst schnell, wie hier nun auch Dein Geist abschaltet.
7. Spanne die Bauchmuskulatur an und halte die Position. Übe mit den Fersen Druck auf den anderen Fuß aus.
8. Entspanne dich wieder und lass' Dein Becken zurückrollen.
9. Wiederhole die Übung mehrere Male und versuche, bewusst zu fühlen, was in Deinem Inneren vor sich geht. Du kannst die Übung erweitern, indem Du ein Bein anhebst und leicht wippst, während Du in gleicher Position liegst. Danach kannst Du bei beiden Varianten entspannen, während das Becken nur leicht angehoben und wieder gesenkt wird. Der Vorgang kann langsam oder zügig erfolgen, darf jedoch nicht größere Erschütterungen auslösen.

9.2 Beckenbodenübungen nach der Geburt

Eine Schwangerschaft und Entbindung bedeutet für den weiblichen Körper und den Beckenboden eine hohe Mehrbelastung und funktionelle und strukturelle Veränderungen. Diese hängen mit der eigentlichen Gewichtszunahme zusammen, aber auch mit dem Wachstum des Kindes, der Fettspeicherung und der natürlichen Umstellung des Flüssigkeitshaushalts. Es kommt zu einer Veränderung der Lage der Genitalorgane und der Lockerung des Beckenbodens. Meistens sorgt die erste vaginale Geburt bei Frauen für die grundlegenden Störungen der Beckenbodenfunktionen, während die nachfolgenden Geburten weniger relevant sind. Auch ein Kaiserschnitt kann das Auftreten der typischen Symptome einer Schwäche im Beckenbodenbereich nicht vollständig verhindern. Von Frau zu Frau sind die Auswirkungen allerdings immer verschieden.

Nach der Geburt dient das Beckenbodentraining vor allen Dingen als Rückbildungsgymnastik und um die Muskulatur wieder zu festigen. Der Beckenboden wurde bei der Entbindung stark beansprucht und kann in den Muskeln und Bändern schlaff und ausgeleiert sein. Schon während der Schwangerschaft haben sich die Organe verschoben und die Muskulatur wurde stark gelockert. Um diese wieder zu straffen und zu kräftigen, sind leichte Übungen ausreichend, die auch keine allzu große Belastung für den weiblichen Körper sind. Es ist wichtig, dass das Beckenbodentraining nicht sofort gestartet wird, sondern erst nach etwa 4 Wochen mit sehr leichten Übungen, die dann von Woche zu Woche gesteigert werden können.

Während der Schwangerschaft kann es immer vorkommen, dass sich der Uterus leicht absenkt, damit das Kind mehr Platz hat, der dann wieder zurückgeführt werden muss. Bei der Frau ist ein weiterer Kanal für die Vagina vorhanden und eine dritte Öffnung, die die Muskelplatte zusätzlich destabilisiert. All diese Bereiche können gezielt trainiert werden, wobei auch für die Entbindung selbst Übungen helfen können, den Geburtsvorgang zu erleichtern. Ein starker Beckenboden ermöglicht eine schnelle Regeneration und Stabilisierung.

1. Ball anheben

Kategorie: Übung während der Schwangerschaft und nach der Geburt
Schwierigkeitsgrad: leicht
Dauer: 5 Minuten
Effekt: Beckenbodenanspannung, Aktivierung, Stabilisierung, Entspannung, Rückbildungsfunktion

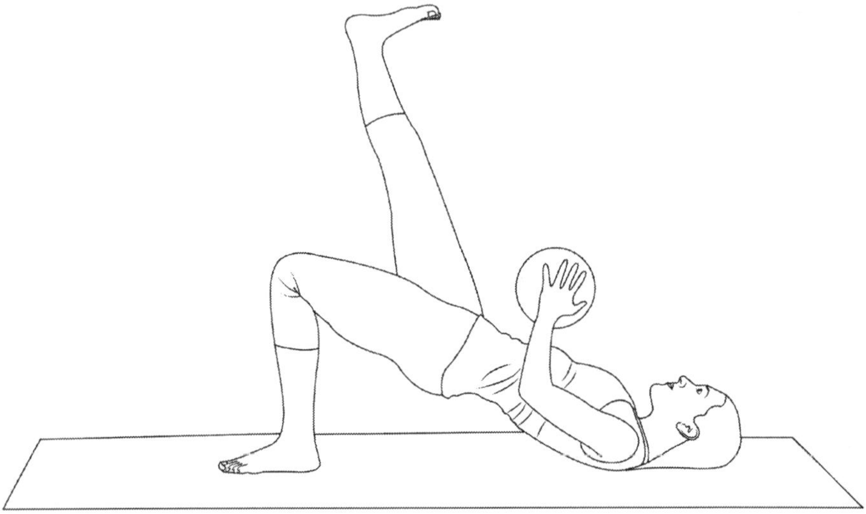

Nach der Geburt können leichte Übungen dabei helfen, den Beckenboden wieder neu zu kräftigen. Sehr gut ist die Verwendung eines normalen Balls, der dann in das Training mit eingebaut wird und ein gutes Zusatzgewicht darstellt, gleichzeitig auch die Balance fördert.

Eine sehr einfache Übung ist das Heben des Balls im Liegen. Zur Vorbereitung kann der Ball zunächst als Ablage dienen. Dafür legst Du Dich auf eine Gymnastikmatte und stellst ein Bein auf den Ball, während Du die Arme hinter dem Kopf verschränkst. Mache das Gleiche mit dem anderen Bein. Die eigentliche Übung sieht dann so aus, wie Du es in der Abbildung erkennen kannst.

1. Lege Dich in ausgestreckter und gerader Haltung auf die Matte.
2. Stelle die Beine angewinkelt auf die Matte.
3. Nimm den Ball in die Hand und halte ihn nun mit beiden Armen nach oben.
4. Spanne Deinen Beckenboden an und schiebe ihn nach vorne.
5. Hebe das rechte Bein und strecke es nach vorne, während das andere Bein angewinkelt auf der Matte stehen bleibt.
6. Halte die Position und atme ein und aus.
7. Lass' das Bein wieder sinken.
8. Führe den Ball mit den Armen auf Deine Brust.
9. Halte die Position und atme tief durch.
10. Mache das Gleiche nun mit dem anderen Bein, während der Ball wieder mit beiden Armen nach oben gehoben wird.
11. Die Übung wird 5 Mal mit jedem Bein durchgeführt.

2. Anspannung der Scheidenmuskulatur

Kategorie: Press- und Entspannungsübung
Schwierigkeitsgrad: mittel
Dauer: 5 Minuten
Effekt: Durchblutungsförderung, bewusste Wahrnehmung, Beckenbodenanspannung, Stärkung der Scheidenmuskulatur, Entspannung, Rückbildungsfunktion

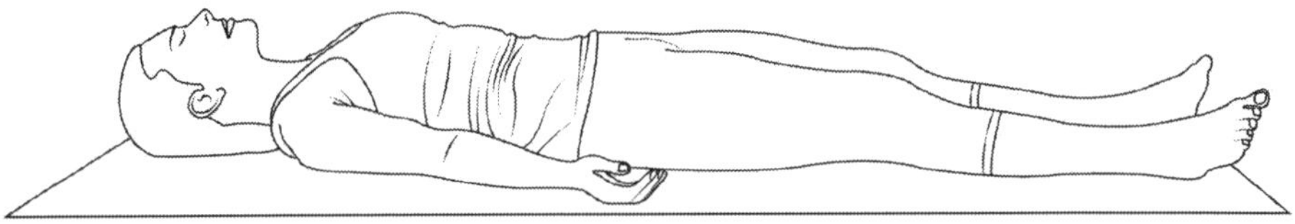

Eine wichtige Übung nach der Geburt ist die Anspannung der Scheidenmuskulatur. Diese hilft auch im normalen Alltag Frauen, ihr Sexleben wieder anzuregen, den Bereich zu sensibilisieren und die eigene Lust zu steigern. Nach der Entbindung und dem vorsichtigen Beginn mit Beckenbodenübungen dient diese Übung dazu, die Muskulatur zu stärken und vorzubereiten. Dabei ist es wichtig, keine anderen Muskelbereiche mit anzuspannen.

Mache Dir bewusst, wo der Beckenboden arbeitet und aktiviert werden soll und wie die Schließmuskeln funktionieren. Stell' Dir vor, dass Du deine Scheidenmuskeln verengst. Gleiches lässt sich sehr gut mit dem After umsetzen. Sorge dafür, dass Du bequem und entspannt liegen kannst. Nutze am besten eine Gymnastikmatte als Unterlage. Die Übung kann aber auch im Bett oder auf der Couch durchgeführt werden, später dann im Sitzen oder Stehen.

1. Lege dich mit dem Rücken auf die Matte. Strecke Deinen Körper aus und entspanne Dich.
2. Deine Arme liegen neben Deinem Körper und die Beine sind durchgestreckt.
3. Konzentriere Dich nun auf deine Scheidenmuskeln. Atme aus und spanne sie gleichzeitig an.
4. Bauch und Gesäßmuskeln bleiben locker. Atme ein und entspanne die Muskulatur wieder.
5. Um den Vorgang besser zu erfassen, kannst Du einen Finger in die Vagina einführen und den Muskel direkt erspüren.
6. Wechsle den angespannten Zustand mit dem Lockerlassen danach ab.
7. Die Übung wird 10 Mal wiederholt. Die Beckenbodenmuskeln sind dabei immer auch an der sexuellen Erregung beteiligt. So kannst Du den Bereich wieder stärken und sensibilisieren, um eine hohe Muskelspannung zu bewirken. Gleiches gilt für die Rückbildungsgymnastik Deines Beckenbodens. Deine Durchblutung wird günstig gefördert und das Bindegewebe stabilisiert.

3. Bauchlage

Kategorie: Übung nach der Geburt oder nach einem Kaiserschnitt
Schwierigkeitsgrad: leicht
Dauer: 10 Minuten
Effekt: Durchblutungsförderung, Beckenbodenanspannung, Dehnung der Hüften, Rückbildungsfunktion

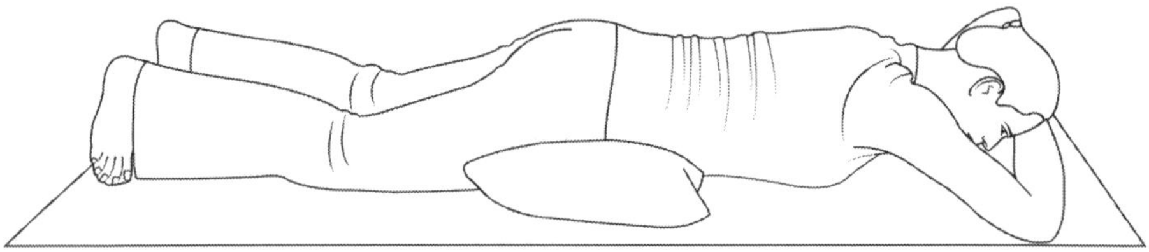

In der Bauchlage nach einer Geburt können sich der Bauch und der Beckenboden besser entspannen. Die Übung ist eine der wichtigsten Rückbildungsmethoden und kann bereits nach 2 Wochen angegangen werden. Hierfür kann ein bequemes Kissen genutzt werden, das unter das Becken gelegt wird, während die Bauchlage eingenommen wird. Dadurch liegt der Körper etwas erhöht und wird entlastet.

Für Frauen, die eine Schwangerschaft hinter sich haben, ist die Bauchlage sehr angenehm und kann endlich wieder überhaupt eingenommen werden. Die Übung fördert die Rückbildung für Bauch und Gebärmutter und stützt das Becken. Die Gebärmutter kippt in dieser Haltung wieder in ihre Ausgangsposition zurück, während sich durch den Druck das Becken zusammenzieht. Die Blase und der Beckenboden entspannen sich dabei, da sie sich nicht nach unten bewegen, wie es im Stehen der Fall ist. Sorge dafür, dass Du entspannt liegst und die Bauchlage genießen kannst.

1. Lege ein Kissen auf eine Matte. Hier kann ein stabileres und großes Kopfkissen benutzt werden. Möglich ist auch ein Sitzballkissen.
2. Lege Dich mit dem Bauch auf das Kissen, so dass Dein Becken leicht erhöht liegt.
3. Atme tief ein, bis Du den Atem bis in die unteren Rippen spürst. Schließe dabei ruhig die Augen. Deine Stirn liegt auf Deinen Händen, die Arme sind leicht angewinkelt.
4. Spanne nun den Beckenboden an und hebe das Gesäß minimal mit hinauf.
5. Lass' Deine Hüften vorsichtig kreisen.
6. Lege den Bauch wieder auf dem Kissen ab.
7. Wenn die Übung anfangs noch zu schwierig ist, genügt es auch, nur etwas erhöht auf dem Kissen zu ruhen. Die Gebärmutter verändert dabei ihre Lage automatisch, was der eigentliche Sinn der Sache ist. Lass' Dir Zeit und liege auf dem Kissen ruhig 10 Minuten. Sie dient auch als Entspannungsübung.

4. Rückenlage mit Kissen

Kategorie: Rückbildungsübung mit Beckenbodentraining
Schwierigkeitsgrad: leicht
Dauer: 10 Minuten
Effekt: Durchblutungsförderung, Rückbildung, Beckenbodenanspannung, Entspannung, Ruhe und Gelassenheit

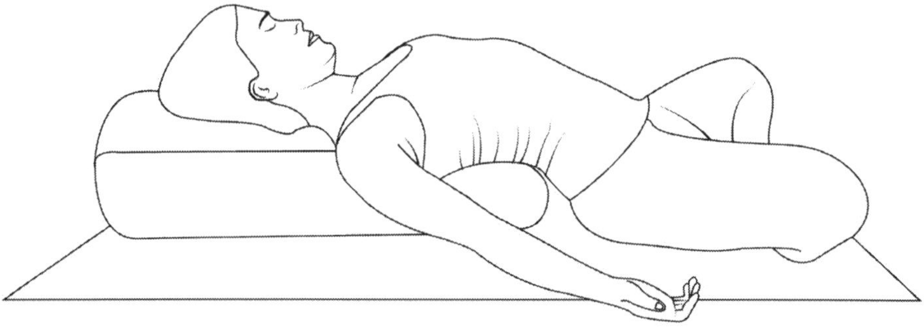

Eine weitere Übung nach der Geburt, bei der auch ein größeres Kissen verwendet wird, ist das Beckenbodentraining in der Rückenlage. Diese Position sorgt gleichzeitig für eine tiefe Entspannung. Verwendet wird eine normale Gymnastikmatte. Als Kissen kann hier auch eine Faszienrolle zum Einsatz kommen, die etwas breiter ist und eine glatte, leicht nachgiebige Oberfläche hat. Diese unterstützt die Rückenlage noch etwas besser.

Bei all diesen Übungen ist es wichtig, die Muskeln genau zu spüren und zu wissen, wann eine Anspannung und Entspannung erfolgt. Die Beckenbodenmuskulatur spannt sich dabei immer zwischen den Knochen des Schambeins und des Steißbeins an. Diesen Bereich kannst Du dir bildlich vorstellen, was das Training erleichtert.

1. Lege Dich bequem mit dem Rücken ausgestreckt auf eine Matte. Benutze unter dem Rücken und im Kopfbereich ein Kissen. Sehr gut ist eine Rolle, die längs ausgerichtet wird und den Körper günstig abstützt.
2. Lass' die Arme ausgestreckt auf der Matte liegen und stelle die Beine leicht angewinkelt auf.
3. Atme tief bis in den Bauch ein und mache ein leichtes Hohlkreuz.
4. Spanne das Gesäß und den Beckenboden an.
5. Lass' beim Ausatmen die Beine zu beiden Seiten umfallen, so dass sie gespreizt sind und die Fußsohlen aufeinander liegen.
6. Halte die Spannung und Position.
7. Ziehe dabei die Harnröhre, die Region des Afters und den Scheideneingang zusammen, so dass das Gefühl entsteht, dass sie fest verschlossen sind.
8. Entspanne Dich wieder und richte die Beine auf.
9. Bleibe mehrere Sekunden so liegen und atme ein und aus.
10. Wiederhole die Übung etwa 10 Minuten lang. Atme tief und bewusst. Spüre dabei Deine Körpermitte.
11. Intensiviert werden kann die Übung, indem Du in der Rückenlage den Po von der Matte abhebst und in der Haltung kleinere Bewegungen durch Heben und Senken des Gesäßes machst. Es sollte dabei nicht der Boden berühren, sondern kurzzeitig in der Luft bleiben, bis Du Dich wieder komplett entspannst und das Gesäß absetzen kannst. Auch das ist eine gute Rückbildungsübung, die mit dem Beckenbodentraining kombiniert ist.

5. Kniestütze

Kategorie: Entspannungs- und Rückbildungsübung
Schwierigkeitsgrad: leicht
Dauer: 5 Minuten
Effekt: Entspannung, Rückbildung, bewusste Wahrnehmung, Beckenbodenanspannung, Beintraining

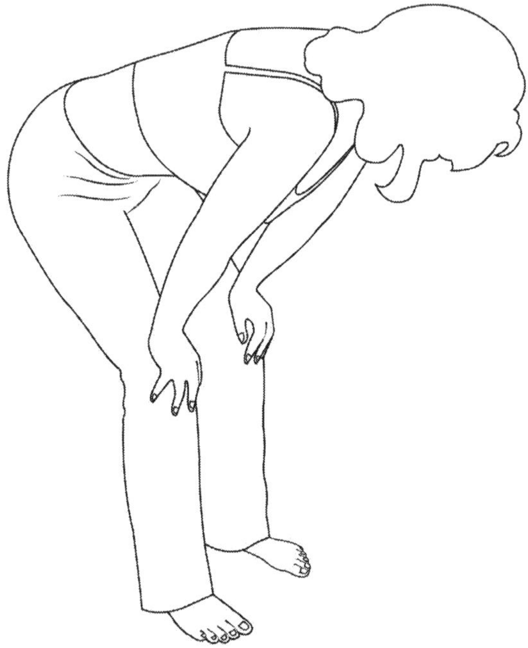

Leichtere Stehübungen sind nach der Entbindung auch hervorragend als Rückbildungstherapie, sollten jedoch nicht direkt nach der Geburt umgesetzt werden. Das Beckenbodentraining erfolgt hier durch leichte Bewegungen und die Anspannung und Entspannung der Muskulatur. Mache diese Übung, sobald Du dazu in der Lage bist und wenn der Stand entspannend auf Dich wirkt. Die Arme dienen als Stütze und werden auf die Oberschenkel aufgelegt.

1. Stelle Dich aufrecht und bequem hin. Der Blick ist nach vorne gerichtet, die Arme hängen locker herab.
2. Beuge Deinen Oberkörper nun vorsichtig nach vorne und stütze Dich mit den Händen auf den Oberschenkeln ab.
3. Atme ein und halte die Position für einige Sekunden.
4. Drücke nun Dein Gesäß leicht nach hinten und spanne die Beckenbodenmuskulatur an.
5. Bleibe so stehen und atme aus.
6. Richte Dein Becken wieder nach vorne und ziehe das Gesäß ein.
7. Richte nun auch den Oberkörper wieder auf.
8. Die Übung wird 10 Mal konzentriert und langsam wiederholt. Die Atmung und das Spüren des Beckenbodens sind hier besonders wichtig.

9.3 Übungen für Männer

Beim Mann fördert das Beckenbodentraining die Kontrolle der Blase, die Potenz und Leistungsfähigkeit beim Sex. Genauer sorgt das Training dafür, dass er eine bessere Erektion, eine Verzögerung der Ejakulation und eine längere Standfestigkeit erreichen kann. Das Beckenbodentraining stärkt daher besonders die Potenzmuskulatur, während es gleichzeitig auch immer eine Therapie oder Rehabilitation nach Operationen oder bei Prostataproblemen sein kann.

Das männliche Becken ist trichterförmig aufgebaut und hat wesentlich mehr Stabilität als das Becken der Frau. Auch die Muskelschichten liegen fester und enger zusammen, während die Fasern nicht ganz so elastisch sind. Dadurch ist der Urogenitaltrakt fester in das Becken integriert. Auch beim Mann sind viele Beckenbodenmuskeln mit den Geschlechtsorganen verknüpft, was wiederum Auswirkungen auf die Erektion hat. Durch dort vorhandene Nerven werden Schwellkörper mit Blut versorgt, während gleichzeitig der sensorische Austausch stattfindet, der die Empfindlichkeit bewirkt. Wie bei der Frau dient der Beckenboden auch bei Männern durch das Anspannen zur Sicherung der Kontinenz. Wird es entsprechend gestärkt, kann der Schließmuskel der Harnröhre wieder besser funktionieren. Ebenso wird durch das An- und Entspannen des Beckenbodens ein Druck im männlichen Glied aufgebaut. Je stärker die Muskulatur dabei arbeitet, desto besser lässt sich der Druck kontrollieren.

Das Beckenbodentraining für den Mann verläuft hauptsächlich im Stehen, Sitzen und im Liegen, aber auch beim Laufen, Treppensteigen, beim Urinieren oder bei der sexuellen Aktivität. Entscheidend für den Erfolg ist die Kombination mehrerer Übungen, wobei mindestens 3 Übungen am Tag gemacht werden sollten. Nach etwa 2 Monaten zeigt sich eine deutliche Verbesserung im Beckenbodenbereich, die auch positive Auswirkungen bei einer Belastungsinkontinenz hat. Wird die

Beckenbodenmuskulatur angespannt, sollte vermieden werden, dabei den Bauch einzuziehen oder das Gesäß anzuspannen. Wichtiger ist die richtige Atmung und dass die Anspannung mit der Zeit etwas erhöht wird. Im Sitzen ist es ratsam, die Beckenbodenmuskeln sehr stark anzuspannen.

Im Stehen ist ein schnellerer Verlauf aus Anspannung und Entspannung möglich. Die meisten liegenden Übungen erfolgen in der Rückenlage und werden direkt mit dem After oder dem Anhalten des Urins kombiniert. Während des Laufens geht es darum, bei der Bewegung die Muskeln zusammenzuziehen und den Beckenboden leicht anzuheben. Beim Geschlechtsverkehr wird die Beckenbodenmuskulatur abwechselnd angespannt und wieder entspannt, um den Druck im Penis zu erhöhen. Die Anspannungszeit kann dabei nach eigenem Empfinden gesteuert und variiert werden. Sehr gut wirkt ein langsames Anspannen mit folgender Entspannung. Die Übung wird so lange wiederholt, bis eine Verbesserung der Erektion eintritt. Im Liegen dient die Übung der Entspannung und Kräftigung der Muskulatur. Das kann vielseitig umgesetzt werden, wobei auch die bereits vorgestellten Varianten hilfreich sind. Hier sollen nun spezielle Beckenbodenübungen für Männer gezeigt werden, die eine bessere Durchblutung und eine Stabilisierung erzielen.

1. Beckenkippen im Stehen

Kategorie: Einzelübung für Männer
Schwierigkeitsgrad: leicht
Dauer: 5 Minuten
Effekt: Durchblutungsförderung, Beckenbodenanspannung, Stärkung der unteren Bauchmuskeln und der Potenzmuskulatur, bewusste Wahrnehmung

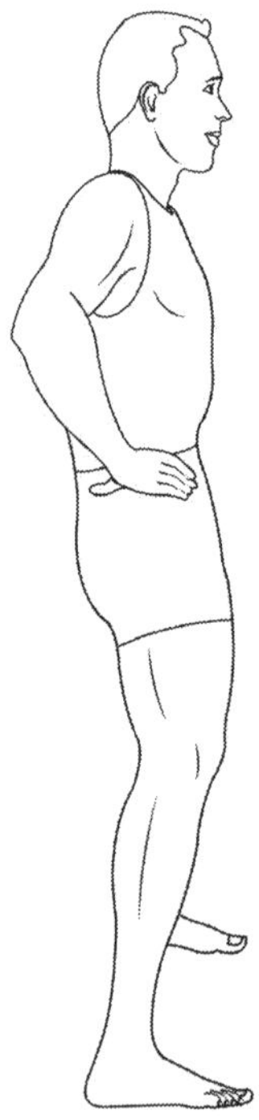

Stehende Übungen erfordern die richtige Anspannung und die bewusste Wahrnehmung der Anspannung in Bauch, Gesäß und Beckenboden. Die Trainingsform ist hier dynamisch und erfordert keine Hilfsmittel oder Matten. Die Übung kann sehr gut im Freien umgesetzt oder auch mit Yoga oder einem Krafttraining verbunden werden. Es empfiehlt sich, diese täglich in das Beckenbodentraining mit einzubauen.

1. Stelle Dich gerade und aufrecht hin.
2. Die Beine stehen etwa schulterbreit auseinander, während die Knie leicht gebeugt werden.
3. Der Blick ist nach vorne gerichtet, der Kopf bleibt gerade und entspannt.
4. Drücke Dein Gesäß minimal nach hinten hinaus.
5. Stütze die Hände in die Hüften und mache ein schwaches Hohlkreuz.
6. Atme nun tief ein und aus und spanne Dein Gesäß an.
7. Richte das Becken auf und aktiviere die Muskulatur.
8. Halte die Position und konzentriere Dich auf den Potenzmuskelbereich. Dieser sollte ebenfalls angespannt sein.
9. Atme bis in den Bauch und führe das Gesäß wieder zurück. Schiebe dabei die Hüften leicht vor.
10. Entspanne Dich und die Muskulatur. Die Beine bleiben dabei weiterhin leicht gebeugt.
11. Die Übung wird 10 Mal konzentriert und langsam wiederholt.

2. Schiefe Ebene

Kategorie: Einzelübung für Männer
Schwierigkeitsgrad: mittel
Dauer: 5 Minuten
Effekt: Durchblutungsförderung, bewusste Wahrnehmung, Beckenbodenanspannung, Stimulierung der Rückenmuskeln, Bauch- und Gesäßtraining, Verbesserung der Potenzmuskeln

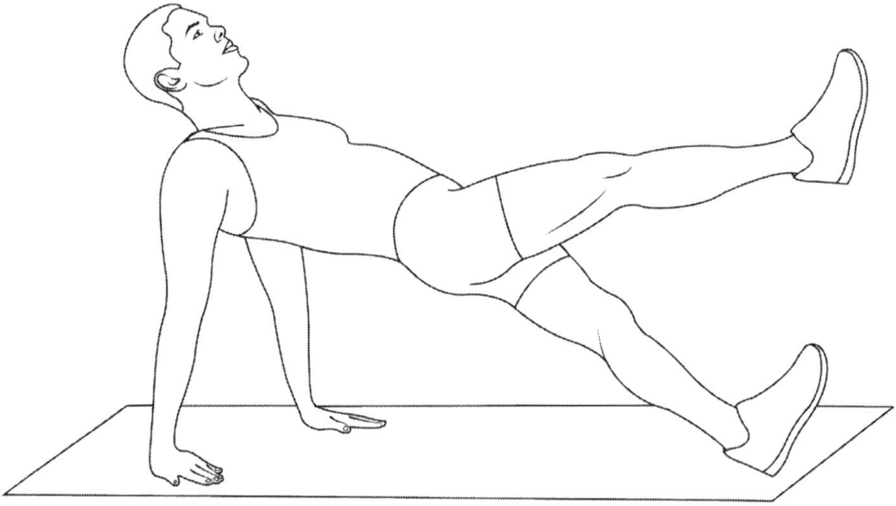

Eine weitere statische Übung für Männer und für die Stimulierung der Potenzmuskulatur ist die schiefe Ebene, die auf einer Matte oder direkt auf dem Boden ausgeführt wird. Sie wird im Sitzen begonnen und erfordert das Anheben von Gesäß und Beinen. Sie kann gut mit einem Krafttraining verbunden werden. Ziehe dafür bequeme Kleidung und Schuhe an. Wichtig ist, dass nichts auf den Bauch- und Beckenbereich drückt.

1. Setze Dich auf den Boden und strecke den Rücken durch.
2. Strecke Deine Beine nach vorne hin aus und stütze Dich mit durchgestreckten Armen ab.
3. Der Blick ist ebenfalls nach vorne gerichtet, die Handflächen liegen auf dem Boden auf. Die Finger weisen nach vorne.
4. Hebe nun das Gesäß mit durchgestreckten Beinen an. Die Zehen zeigen nach oben und der Körper ist angespannt.
5. Aktiviere Deinen Beckenboden und atme tief durch. Die Beine bilden mit dem Körper eine durchgehende und gerade Linie.
6. Halte die Position, atme aus und hebe nun das rechte Bein an.
7. Das andere bleibt auf dem Boden und die Position wird gehalten.
8. Nun spürst Du, wie sich die Bauch- und Beckenbodenmuskulatur weiter anspannt.
9. Lass' das Bein wieder sinken, halte die Position einige Sekunden und atme durch. Spüre Deine Atmung bis in den Bauch hinab.
10. Senke das Gesäß wieder Richtung Boden und entspanne.
11. Wiederhole den Vorgang und mache das Ganze mit dem linken Bein.
12. Die Übung wird 10 Mal langsam und in größerer Anspannung wiederholt.

3. Beckenheben

Kategorie: Einzelübung für Männer
Schwierigkeitsgrad: mittel
Dauer: 5 Minuten
Effekt: Durchblutungsförderung, Beckenbodenanspannung, Stärkung der Potenzmuskulatur, Streckung des Rückens

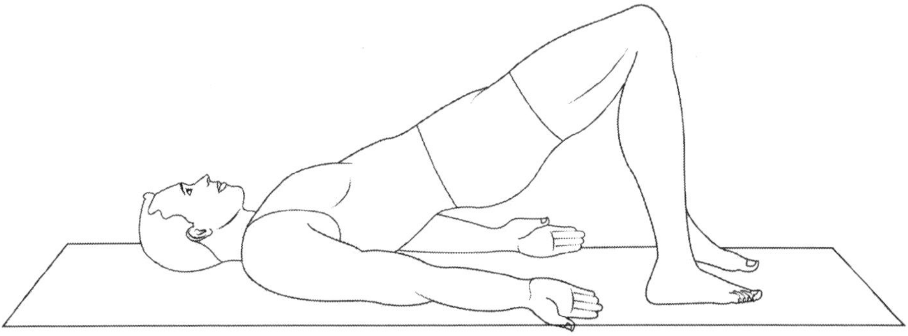

Eine Übung im Liegen stärkt den Beckenboden und verhilft gleichzeitig dazu, die Rücken- und Bauchmuskulatur zu kräftigen. Bei den Übungen für Männer wird mehr Wert auf die Kraftausübung gelegt, wobei dennoch eine entspannte Haltung und die richtige Atmung von Bedeutung sind. Auch diese Übung ist dynamisch und leicht umzusetzen. Eine Matte als Unterlage macht das Ganze etwas bequemer.

1. Lege Dich in der Rückenlage auf eine Matte oder direkt auf den Boden.
2. Ziehe die Beine zu Dir heran und stelle sie abgewinkelt auf die Matte.
3. Deine Füße sollten dabei etwa schulterbreit auseinanderstehen und die Sohlen flach und fest aufliegen.
4. Lege Deine Arme eng an den Körper, so dass die Hände neben Deinen Hüften liegen.
5. Der Blick ist nach oben gerichtet.
6. Atme tief ein und spanne nun Dein Gesäß an.
7. Kippe Deinen Beckenboden nach hinten und hebe das Gesäß an.
8. Halte die Position, wobei Du das Gesäß so weit wie möglich hochstreckst und ausatmest.
9. Spüre dabei Deinen Beckenboden, während die Oberschenkel eine gerade Linie zu der Hüfte und Deinem Bauch bilden.
10. Presse nun die Backen und Potenzmuskeln zusammen.
11. Lass' das Gesäß wieder Richtung Boden sinken, ohne es ganz abzusetzen.
12. Halte die Position und hebe das Gesäß erneut an. Der Körper steht dabei permanent unter einer leichten Grundspannung.
13. Senke das Gesäß wieder bis knapp auf den Boden.
14. Wiederhole die Übung 5 bis 10 Mal.
15. Senke dann das Gesäß am Ende ganz hinunter auf die Matte oder den Boden, atme tief ein und aus und entspanne.

4. Standwaage

Kategorie: Balanceübung
Schwierigkeitsgrad: mittel
Dauer: 5 Minuten
Effekt: Potenzmuskelsteigerung, Beckenbodenanspannung, Balance- und Gleichgewichtstraining, Stärkung der Tiefenmuskulatur, Rücken-, Bein- und Bauchtraining

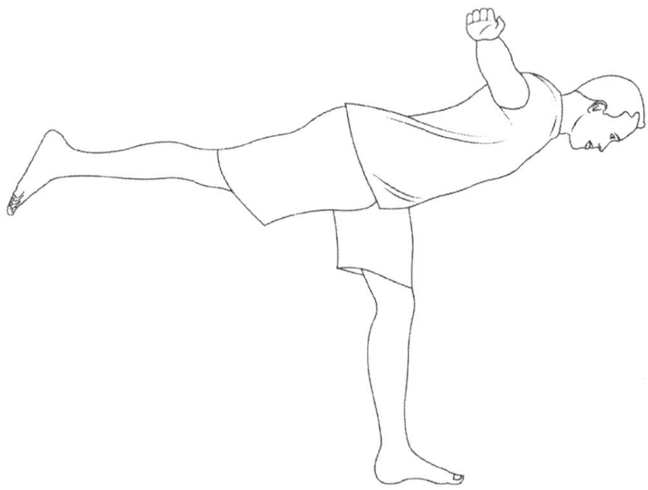

Die Kraft der Körpermitte lässt sich am besten im Stehen und beim Halten des Gleichgewichts spüren. Dabei wird nicht nur der Beckenboden trainiert, sondern auch die Rücken- und Bauchmuskulatur. Gerade die globalen Rückenmuskeln sind für den Beckenboden und die aufrechte Haltung wichtig und können gezielt angeregt werden. Das Halten der Position im Gleichgewicht stärkt dabei auch immer die Tiefenmuskulatur, die ansonsten nicht direkt erreicht werden kann, jedoch einen großen Einfluss auf die Rückenmuskulatur hat. Wird sie nicht trainiert, kommt es zu einer Verklebung und Erstarrung der Faszien und damit zu Verspannungen und Schmerzen im Rücken- und Nackenbereich. Eine Matte ist für diese Übung nicht notwendig. Sie erfolgt im Stehen.

1. Stelle Dich gerade und aufrecht hin.
2. Hebe das rechte Bein und beuge Dein Knie.
3. Atme durch und lass' Deinen Beckenboden nach vorne kippen.
4. Breite die Arme aus und strecke die Hände zur Seite.
5. Senke den gesamten Oberkörper nach vorne, während Du dabei ein Bein anhebst.
6. Strecke das Bein nach hinten aus und spanne die Beckenmuskulatur an.
7. Halte die Position und die Balance. Spüre die Anspannung im Becken. Dein Blick ist nach unten gerichtet, das stehende Bein muss nicht durchgestreckt sein, sondern bleibt leicht gebeugt.
8. Atme tief ein und senke das Bein wieder. Richte den Oberkörper auf, bis Du aufrecht stehst.
9. Senke die Arme und belasse sie einen Augenblick nahe an Deinem Körper.
10. Wiederhole die Übung nun mit dem anderen Bein. Insgesamt sind 10 Abläufe ausreichend. Vergiss danach nicht, Dich zu entspannen.

5. Treppensteigen

Kategorie: Alltagsübung
Schwierigkeitsgrad: leicht
Dauer: 5 Minuten
Effekt: Durchblutungsförderung, Beckenbodenanspannung, Beintraining

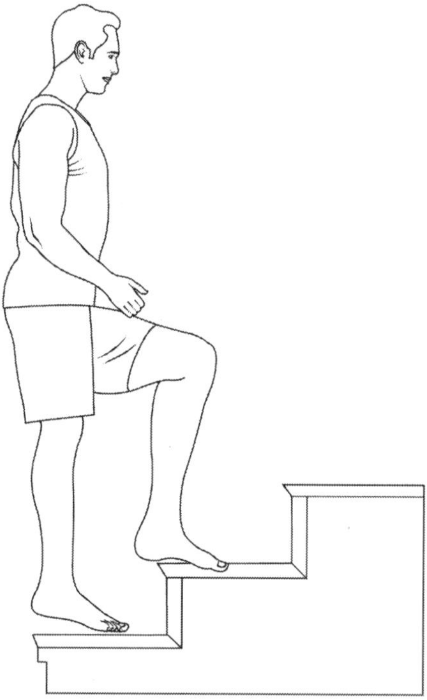

Das Treppensteigen ist eine hervorragende Übung, die überall umgesetzt werden kann. Treppensteigen ist tatsächlich ein gutes Beckenbodentraining, fördert dazu die Beweglichkeit und körperliche Fitness. Hier gilt es, sich bewusst auf das Ersteigen der Treppenstufen zu konzentrieren und die Füße dabei richtig aufzusetzen. Das Treppensteigen kann natürlich auch auf einer einfachen Stufe oder Erhöhung erfolgen.

1. Nutze eine normale Treppe oder Stufe.
2. Stelle Deinen Fuß dabei auf die nächsthöhere Treppenstufe und setze zuerst die Ferse auf.
3. Der andere Fuß ist unten und wird dann angehoben, indem die Ferse auf der höheren Stufe nach oben gedrückt wird.
4. Spanne dabei den Beckenboden an. Gleichzeitig erfolgt die Aktvierung automatisch, da die veränderte Fußhaltung und das Abstoßen eine direkte Wirkung auf die Beckenbodenmuskulatur erzielen.
5. Stoße Dich mit dem Fuß und der Ferse ab und rolle den Fuß dabei über die Stufe, während das andere Bein nach oben gehoben und nachgezogen wird.
6. Spüre bewusst, wie sich Deine Muskulatur in verschiedenen Bereichen anspannt und entspannt.
7. Trainiere täglich mit etwa 10 bis 20 Wiederholungen.
8. Atme auch beim Treppensteigen tief und gleichmäßig bis in den Bauch.

* Abschließende Bemerkungen zu den Übungen:

Auch wenn die Übungen kein eigentliches Krafttraining sind und eine wunderbar schonende Form der Stärkung und Entspannung bewirken, ist es wichtig, dass nach dem Training einige Auflockerungsübungen gemacht werden. Dafür können entspannende Positionen gewählt oder die Beine angewinkelt zur Seite gekippt werden. Es genügt, relaxed zu atmen und den Kopf zu leeren, sich auch emotional fallen zu lassen. Für solche Übungen ist eine ruhige und angenehme Atmosphäre hilfreich. Das ermöglicht auch das gleichzeitige Abschalten vom Alltag.

Wie wir sehen konnten, ist eine gute Atemtechnik wichtig und unterstützt alle Übungen. Mit der angespannten Beckenbodenkontraktion wird daher immer ausgeatmet. Das erfolgt am besten synchron. Noch effektiver ist das Sprechen von Worten oder Lauten. Der Ton unterstützt das Ausatmen, vergleichbar mit dem meditativen „Ohm" im Yoga. Der Laut „CH" ist hervorragend und entsteht über den Zungenrücken und dem Gaumendach, wobei die Tonisierung bis in die Unterbauch- und Beckenbodenmuskulatur vordringt. Werden dazu die Atembewegungen aufmerksam verfolgt, verbessert sich dadurch auch die Selbstwahrnehmung.

Fehler gibt es natürlich auch, die gemacht werden können und das Training ungünstig beeinflussen. Das ist dann der Fall, wenn bei der Übung die gesamte Bauchmuskulatur zu stark angespannt wird. Dadurch entsteht ein zu hoher Druck im Bauchraum, der sich nach unten hin ausbreitet und dann natürlich den Beckenboden erreicht und ungünstig beeinflusst. Die Unterleibsorgane werden dabei mit belastet. Ist bereits eine Organsenkung der Fall, wie es nach der Entbindung vorkommt, verschlimmert die Bauchpresse den Zustand noch, statt ihn zu verbessern. Hilfreich sind anfangs immer ein Ballkissen oder eine Faszienrolle, die als Stabilisierung dient und das Becken erhöht. Sie werden unter den Körper gelegt und begünstigen die Haltung während der Übungen.

Das Beckenbodentraining kann immer hervorragend mit Yoga oder mit einer Meditation verbunden werden. Am Morgen aktiviert es den gesamten Körper, am Abend hilft es beim Einschlafen und Abschalten. Sehr gut ist ein regelmäßiges und tägliches Training, wobei Du dann immer 5 bis 10 Übungen miteinander kombinieren kannst. Die Regelmäßigkeit des Trainings ist dabei entscheidend, wobei 15 Minuten am Tag ausreichen, wenn alle Übungen konzentriert und richtig ausgeführt werden. Später lässt sich das Training gewohnheitsgemäß auch auf 30 Minuten ausdehnen. Ebenso kann das Beckenbodentraining in bestimmten Alltagssituationen angewendet und eingebaut oder das Becken durch Bewegungsabläufe entlastet werden. Die Wirkung zeigt sich meistens nach den ersten Wochen des Trainings. Die Verbesserung bestimmter Symptome erfolgt nach einigen Monaten.

10. Das Beckenbodentraining sinnvoll im Alltag integrieren – Tipps und Tricks

Es gibt viele leichtere Übungen, die optimal in den Alltag eingebaut und zwischendurch umgesetzt werden können und die im Grunde keine typischen Übungen sind, sondern lediglich dazu dienen, die Bewegung zu verbessern und den Beckenboden zu entlasten.

Wie gezeigt ist das Beckenbodentraining im Liegen, Stehen und Sitzen, im Gehen und Laufen, beim Sex oder auch beim Treppensteigen möglich, ist auch Teil vieler Sportarten. Beckenschonende Bewegungen unterstützen dazu den Körperbereich und beugen einer Beckenbodenschwäche vor. Das geht durch aufrechtes und gerades Sitzen, durch das Luftanhalten bei einer körperlichen Anstrengung, durch das Meiden von Kleidung, die die Bauchatmung einschränkt, und durch den Verzicht, beim Wasserlassen oder beim Stuhlgang zu stark zu pressen.

Verzichtet werden sollte immer darauf, zu schwer zu heben, zu lange zu sitzen oder auch ständig zu stehen, sich allgemein zu verausgaben oder sich zu wenig zu bewegen. Schon das richtige Aufstehen durch das seitliche Abrollen oder das Husten und Niesen nach hinten helfen, den Beckenboden zu schonen. Viele Sportler bemerken nicht, wenn sie den Körper zu stark belasten. Auch hier hilft das Beckenbodentraining, um Komplikationen und Beschwerden zu vermeiden. Allgemein gilt dabei auch, dass je weniger Gewicht auf den Rippen ist, der Beckenboden günstiger entlastet wird.

Jede Bewegung kann gezielt darauf ausgerichtet werden, die Beckenbodenmuskulatur zu trainieren. Im Gehen und Stehen wird der Beckenboden genauso aktiviert wie im Liegen und Sitzen. Im Stehen ist es wichtig, die Beine nicht zu breit auseinander zu stellen, sondern eher eine leichte Schrittstellung einzunehmen. Dadurch erhält der Beckenboden eine optimale Grundspannung. Die Schrittstellung ist auch sinnvoll beim Aufstehen oder beim Sitzen. Sie wirkt als Stabilisierung.

Genauso trägt eine gerade Haltung immer dazu bei, die Muskulatur günstig zu fordern. Wer sich nach und nach daran gewöhnt, die Übungen als einen sinnvollen Ablauf systematisch und mehrmals am Tag umzusetzen, wird mit Beschwerden weniger zu kämpfen haben. Das ist in vielen Situationen für einige Minuten möglich. Gleichzeitig kann die richtige Körperhaltung den Beckenboden stark entlasten. So erhält der Körper mehr Schwung und Energie, die Bewegungen sind elastischer und fließender und das Wohlbefinden wird gesteigert.

Ein gesunder Beckenboden stärkt dabei auch das Selbstvertrauen, fördert die Lust an Sex und Leben, verhindert die Vernachlässigung des Körperbewusstseins und wirkt sich bei hormonellen Veränderungen günstig aus. Viele Beckenbodenübungen sind leicht anwendbar und erzielen den dauerhaften stabilen Zustand des Beckenbodens. Dabei kann das Training immer weiter ausgebaut oder mit anderen Sportarten verbunden werden.

Hier gilt die Devise der Regelmäßigkeit. Wer einmal mit dem Training begonnen hat, wird sich schnell an die benötigten Abläufe gewöhnen und den Körper allgemein günstig ausrichten, um den Beckenboden zu stützen. Das Beckenbodentraining kann ein täglicher Anker werden, wobei die bewusste Umsetzung auch die Selbstreflexion und das Körperbewusstsein fördert. Das beginnt schon beim einfachen Heben von Gegenständen.

Statt sich einfach hinunter zu beugen und etwas unbedacht anzuheben, können die Füße etwas weiter auseinandergestellt und für das Anheben die Knie leicht gebeugt werden. Der Rücken bleibt dabei gerade und das Gesäß wird leicht nach hinten verschoben. Die Kraft beim Heben kommt aus den Beinen. Eine ähnliche Übung ist die Kniebeuge, die schön ermöglicht, sich intuitiv an diese Bewegung zu gewöhnen, die ebenfalls dem Rücken guttut.

Auch beim Sitzen auf einem Stuhl ist die richtige Haltung entscheidend für die Entlastung des Beckenbodens. Viele Menschen sitzen weit hinten, wobei die Wirbelsäule gekrümmt ist und trotz einer Stuhllehne zusammensackt. Dadurch kann der Beckenboden mit der Zeit stark geschwächt werden. Besser ist es daher, sich etwa im vorderen Drittel des Stuhls oder auch ganz auf die Kante zu setzen und die Schrittstellung einzunehmen. Ein Bein ist dann weiter hinten als das andere, als würde man jederzeit wieder aufspringen wollen.

Das Laufen und Treppensteigen sind immer gute Alltagsübungen, die dazu die körperaktiven Gewohnheiten fördern. Im Alltag kann das Beckenbodentraining ganz natürlich stattfinden, z. B. beim Warten auf den Bus oder auf die Bahn. Es genügt, sich hüftbreit hinzustellen und einen Fuß nach vorne zu versetzen, der um etwa 45 Grad gedreht wird. Nun gilt es, das Körpergewicht einmal langsam nach vorne und dann nach hinten zu verlagern, ohne schnell zu schwanken. Die bewusste Gewichtsverlagerung unterstützt die Grundspannung des Beckenbodens und ist dabei auch für den Rücken gesünder als das Stehen mit abgeknickter Hüfte.

Beckenbodentraining stärkt immer die Kraft der Körpermitte und hat so einen großen Einfluss auf Geist, Körper und Seele. Hier gilt es, ganzheitlich zu denken und sich über die verschiedenen Bewusstseinsebenen Gedanken zu machen. Schon in Verbindung mit der spirituellen Ausrichtung bleibt das Öffnen des Wurzelchakras einer der wichtigsten Schritte für die Gesundheit und auch für die tieferen spirituellen Erlebnisse. Sicherlich hat keiner etwas dagegen, wenn die Energiezentren im Körper günstig aktiviert werden.

Ein ganzheitlich inneres Gleichgewicht bietet Halt und Stabilität, Selbstvertrauen und Willensstärke und hat die Basis in der Körpermitte. Tatsächlich kann ein starker Beckenboden Ängste nehmen und mehr Sicherheit geben. Dieser Prozess erfolgt unbewusst und kann genauso bewusst aktiviert werden.

Angst oder Traurigkeit sind immer Blockaden, die aufgelöst werden müssen. Eine Angst, die sich manifestiert, bewirkt im Körper eine permanente Anspannung, besonders im Becken und Beckenboden. Das überträgt sich auf den Anus und die Geschlechtsorgane, auf den Bauch und den Rücken. Im Zustand der Blockade klammert sich das Sein an diese Angst und will sie unbewusst festhalten. Es gilt entsprechend, sie loslassen zu können. Dafür ist es notwendig, den Körper zu spüren und zu kennen. Sport ist immer hilfreich, jedoch ist es ebenso wichtig, Wert auf Entspannung und Sensitivität zu legen. Der Körper ist das Gefäß, das Geist und Seele trägt. Werden die Blockaden gelöst, kann die Energie fließen und das Leben geht einher mit einer angenehmen Gelassenheit und Zufriedenheit.

Wichtig ist auch, darauf zu achten, dass der Körper nicht durch Übergewicht belastet wird und immer aktiv bleibt. Das ist durch eine gesunde Ernährung und durch ausreichend Sport und Bewegung für jeden Menschen möglich, während die Gewichtszunahme immer eng mit einer falschen oder unbedachten Ernährungsweise zusammenhängt. Nicht nur viele Snacks und Zwischenmahlzeiten oder der Verzehr von zu vielen Süßigkeiten bedingen ein hohes Körperfett, auch die Kombination verschiedener Nahrungsmittel oder ein zu hoher Anteil an Kohlenhydraten sind wahre Dickmacher. Dazu kann mangelnde Bewegung den Stoffwechsel beeinflussen, so dass der Fettabbau langsamer oder gar nicht stattfindet, stattdessen Fettreserven angelegt werden. Übergewicht belastet das Becken sehr stark und wirkt natürlich auch auf die Organe und Knochen. Es schwächt die Beckenbodenmuskulatur und verursacht oft die Belastungsinkontinenz.

Jeder kann dabei leicht erkennen, wann die Gefahr droht, übergewichtig zu sein. Das Körpergewicht wird allgemein über den Body-Mass-Index erfasst. Liegt dieser über 25 Kilogramm pro Quadratmeter, ist Übergewicht der Fall. Krankhaft wird der Zustand bei einem Body-Mass-Index von 30 Kilogramm pro Quadratmeter. Ein höheres Gesundheitsrisiko ist auch durch die unterschiedliche Fettverteilung möglich, z. B. das gefürchtete Bauchfett.

Ist zu viel Körperfett vorhanden, werden viele Abläufe und Funktionen im Organismus gestört. Gerade im Bauchbereich kann ein zu hoher Fettanteil den Druck auf die Organe und die Blase erhöhen. Der Bauchdruck muss durch die Muskulatur des Beckenbodens kompensiert werden, was bei einer zu hohen Belastung dann nicht mehr funktioniert.

Bereits das Abnehmen an Körperfett in diesem Bereich verbessert die Beschwerden. Ein zusätzliches Beckenbodentraining stabilisiert das Ganze wieder, gerade auch in Hinblick auf die häufig damit einhergehende Belastungsinkontinenz. Allgemein schadet etwas Bewegung nie und lässt sich im Alltag mit leichteren Übungen bewerkstelligen. Das ist, wie wir zeigen konnten, nicht nur im Gehen, Laufen oder Stehen, sondern auch im Sitzen möglich. Jede Form einer Aktivität unterstützt die Körperprozesse und den Fettabbau. Wird die Ernährung sinnvoll umgestellt, ist der Mensch weniger anfällig für die Gewichtszunahme. Das ist schon dann machbar, wenn die Energieaufnahme geringer ausfällt als die Energie, die verbraucht wird. Jedes verlorene Kilo Fett entlastet den Beckenboden. Das kann auch ein Anreiz sein, Gewicht abzubauen, und fördert immer die Gesundheit.

Das Beckenbodentraining ist für Frauen und für Männer gleich sinnvoll und fördert die Linderung von Beschwerden und die Stabilisierung und Festigung in diesem Bereich. Bestimmte Probleme können vermieden und die Lebensqualität gesteigert werden, wenn bereits in kleinen Schritten das Becken geschont wird. Die Vorteile zeigen sich in vielen

Bereichen, darunter auch im Sexleben. Besonders ab einem bestimmten Alter sollte eine bewusste Auseinandersetzung mit diesem Thema erfolgen. Bei vielen Menschen beginnen die Schwierigkeiten im Beckenbereich bereits im Alter von 40 bis 50 Jahren, bei Frauen früher, darunter durch Geburten oder bei einer natürlichen Bindegewebsschwäche. Eine Aktivierung wirkt sich immer direkt auf Körper und Geist aus und begünstigt die Gesundheit in allen Lebenslagen.

HAFTUNGSAUSSCHLUSS

Dieses Buch enthält Meinungen und Ideen des Autors und hat die Absicht, Menschen hilfreiches und informatives Wissen zu vermitteln. Die enthaltenen Strategien passen möglicherweise nicht zu jedem Leser, und es gibt keine Garantie dafür, dass sie auch wirklich bei jedem funktionieren. Die Benutzung dieses Buchs und die Umsetzung der darin enthaltenden Informationen erfolgt ausdrücklich auf eigenes Risiko. Haftungsansprüche gegen den Autor für Schäden materieller oder ideeller Art, die durch die Nutzung oder Nichtnutzung der Informationen bzw. durch die Nutzung fehlerhafter und/oder unvollständiger Informationen verursacht wurden, sind ausdrücklich ausgeschlossen. Das Werk, inklusive aller Inhalte, gewährt keine Garantie oder Gewähr für Aktualität, Korrektheit, Vollständigkeit und Qualität der bereitgestellten Informationen. Druckfehler und Fehlinformationen können nicht vollständig ausgeschlossen werden.

MEDIZINISCHER HAFTUNGSAUSSCHLUSS

Die hier dargestellten Inhalte dienen ausschließlich der neutralen Information, Weiterbildung und Unterhaltung. Sie stellen keine Empfehlung oder Bewerbung der beschriebenen oder erwähnten diagnostischen Methoden oder Behandlungen dar. Der Text ersetzt keinesfalls eine medizinische Beratung durch einen Arzt oder Apotheker und er darf nicht als Basis zur eigenständigen Diagnose und Beginn, Änderung oder Beendigung einer Behandlung von Krankheiten verwendet werden. Bei gesundheitlichen Fragen, Beschwerden oder Problemen konsultieren Sie immer Ihren Arzt!

IMPRESSUM

Autor wird vertreten durch: David Brey

Anschrift: Meisterleinsplatz 12 90489 Nürnberg

Kontakt: kontakt@liberu.de

Covergestaltung und –konzept: alphavision

Lektorat: Jörg Querner

Buchdesign: Balasubramanian Nambi

Illustrationen: Chathuri Suga

Jahr der Veröffentlichung: 2019

Verantwortlich für den Druck: Amazon Distribution GmbH, Leipzig

Printed in Poland
by Amazon Fulfillment
Poland Sp. z o.o., Wrocław

55239385R00074